微信扫码获取配套学习资源
成为儿推会员即享超值福利

专家悉心讲解小儿推拿操作手法，帮你快速掌握孙重三小儿推拿要领。

教学视频

专家在线一对一答疑解惑，帮你解决小儿推拿使用过程中遇到的各种问题。

专家答疑

加入小儿推拿科普圈，获取更多小儿推拿流派教学视频等专业、权威、系统的小儿推拿知识。

科普圈

无须下载　　免去注册　　省时提效

扫描二维码领取线上学习资源

1. 微信点击扫一扫；

2. 扫描本页二维码；

3. 关注"青岛出版社微服务"公众号。

·全国著名小儿推拿流派·

孙重三
小儿推拿

张素芳 主编

青岛出版社
QINGDAO PUBLISHING HOUSE

图书在版编目（CIP）数据

孙重三小儿推拿 / 张素芳主编 . –– 青岛：青岛出版社，2021.1
ISBN 978-7-5552-6539-9

Ⅰ . ①孙… Ⅱ . ①张… Ⅲ . ①小儿疾病—推拿 Ⅳ . ① R244.1

中国版本图书馆 CIP 数据核字 (2020) 第 243719 号

《孙重三小儿推拿》编委会

主　编　张素芳

副主编　姚　笑　李　静　周奕琼

编　委　刘晓峰　徐开全　蒋　云

书　　名	孙 重 三 小 儿 推 拿 SUN CHONGSAN XIAOER TUINA
主　　编	张素芳
出版发行	青岛出版社
社　　址	青岛市海尔路182号（266061）
本社网址	http://www.qdpub.com
邮购电话	0532–68068091
策划编辑	刘晓艳
责任编辑	王秀辉　袁　贞
摄　　影	李春帆
装帧设计	毕晓郁
照　　排	光合时代
印　　刷	青岛帝骄文化传播有限公司
出版日期	2021年3月第1版　2021年3月第1次印刷
开　　本	16开（172 mm × 244 mm）
印　　张	11.5
字　　数	180千
图　　数	150
书　　号	ISBN 978-7-5552-6539-9
定　　价	45.00元

编校印装质量、盗版监督服务电话　4006532017　0532–68068050

本书建议陈列类别：中医保健　推拿按摩

序

　　2012年时值孙重三老师的110岁华诞,又巧逢青岛出版社邀请编写《孙重三小儿推拿》一书,作者觉得机缘巧合,一则孙重三老师的学术精神、教学经验、临床经验得以传授;二则祖国医学中的重要外治法之小儿推拿得以弘扬;三则可以满足广大小儿推拿医务工作者及小儿推拿爱好者的需要,最终圆他老人家发扬中医小儿推拿的夙愿。

　　孙老生活上为人和蔼纯朴,工作上治学严谨、诲人不倦。他常教导学习者:学医术者必须性存温雅、谦恭,举止要柔和,不可妄自尊大,特别不可将小病言大,易治说成难治,必须用心、用最大的努力解除病家的疾苦,并要不论贫富用心一致、不论贵贱治法无别。他在临床上以推拿医术济世活人无数,为继承发扬祖国医学事业做出了重大贡献。

　　本次编写是以继承恩师的学术为宗旨,以回忆作者随师临床医疗、教学心得为主要内容并加以整理,由于时间久远,整理难免有粗疏之处,望读者见谅。

孙重三先生生平简介

　　孙重三(1902—1978)先生,山东荣成市埠柳镇(原荣成县埠柳公社)不夜村人。20岁时拜本县老中医林椒圃为师,由此步入杏林。1957年进入山东中医进修学校深造,1958年任山东中医进修学校教员,1959年调入山东中医学院任儿科教研室主任,1975年晋升为山东中医学院推拿教研室讲师兼山东中医学院附属医院推拿科主任,任职期间为学生讲授小儿推拿全部课程,并承担附属医院推拿科临床医疗及带教工作,培养了一大批优秀的本科生、大专生及进修生。孙老在山东中医学院附属医院推拿科坐诊时求医者盈门,急诊、病房会诊随呼随应。急症处理时,孙老沉着冷静、坚韧而有耐心,治愈沉疴痼疾无数,故病家赠先生美誉"医德双馨"。孙老为人耿直,一生光明磊落,对病人富有同情心和责任感,态度和蔼,医患关系和谐。

　　为了推广普及小儿推拿事业,1959年12月孙老在总结了多年教学经验和临床经验的基础上,根据师传和古书的记载编写《儿科推拿疗法简编》一书,此书不署个人姓名而是以山东省中医进修学校推拿教研组的名义,由山东人民出版社出版,本书出版后曾多次印刷,受到广大读者的欢迎。1960年又出版了《通俗推拿手册》,由山东中医学院编,山东人民出版社出版。两书虽不署个人姓名,实则均由孙老主编。1976年山东中医学院和山东医学院合校期间,由毕永升老师自编自导、白翔老师拍摄的题为《孙重三小儿推拿手法集》的电教片,重点介绍了孙老的常用手法,小儿头面部、胸部、腹部、背部、四肢常用穴位的各种操作法,包括十三大手法等。本片是一部完善且实用的教学片,一改单调的讲课模式,首创小儿推拿动态教学。片中孙老操作认真,一丝不苟,手法潇洒大方,刚劲有力但不失柔韧,动作连贯自然,为后学者留下了宝贵的遗产,也是国内外小儿推拿影像教育史零的突破。

　　1978年11月,山东省卫生厅中西医结合办公室为纪念孙老,再版了《儿科推拿疗法简编》一书,第二版在孙老第一版原著的基础上,特别对临床经验中的理论部分、穴位主治、手法操作及治疗方面做了增补和修订,并将原照片插图改为线条图,该书流传甚广。

　　1982年,由孙承南主任牵头,山东中医学院推拿教研室与青岛医学院附属医院小儿推拿科联合拍摄了名为《齐鲁推拿》的科技片,该片主要内容包括推拿治病常用手法、穴位及机理探讨等,由北京科技电影制片厂制作完成。其中收录了孙重三先生的常用手法、穴位操作及张汉臣老先生的手法、操作技术,还收录了张汉臣老先生的"推拿脾经穴对胃运动的影响"等研究的推拿治病原理探讨。该片在山东乃至全国的中医院校多次放映,深受好评。1986年,在该片的基础上添加了山东中医学院推拿教研室及临床医疗的教学内容,制作了名为《山东推拿集锦》的教学录像片,在山东电视台上多次播出,为山东省的推拿事业特别是小儿推拿事业的宣传推广做出了一定的贡献。

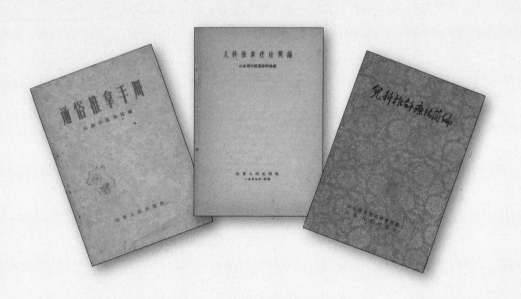

目录
CONTENTS

目录 CONTENTS

第三章　推拿手法和穴位

目 CONTENTS 录

目
录
CONTENTS

目
CONTENTS
录

第四章　小儿常见病症治疗

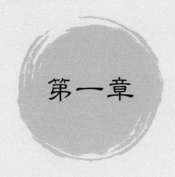

第一章

概论

孙老认为小儿推拿疗法是建立在中医整体观念的基础上,以"阴阳""五行"学说为理论指导,以辨证论治为诊治特点,然后运用各种手法通过经络行气血、通阴阳来调整脏腑营卫,从而达到治病的目的。

一 推拿疗法发展简史

推拿疗法是从我国古代的"导引""按跷"发展起来的一种治病方法，所以又叫作按摩疗法。医者在患儿身体表面一定的部位上运用各种手法，以达到治愈疾病的目的。

推拿疗法在祖国医学领域，已有悠久的历史。它是随着人类社会的发展而逐步产生和发展的。人类生存在自然环境中，为了生存和更好的生活着，就必须同恶劣的自然环境做斗争。在斗争的过程中，如果身体的某一部位受到外物的扭挤而疼痛，甚至发生红肿时，立刻用手抚摩几下，就会觉得舒服；如果饮食停滞、胃肠不适的时候，用手在胸腹部推动或捶捣几下，也可感到轻松舒畅。这是人类的一种本能疗法。在这种本能治疗的基础上，日积月累地吸取了多方面的经验，用之于祛病保健，便形成了推拿疗法。由此可见，推拿疗法是开始于上古时代。我们从《黄帝内经》记载的"形数惊恐，经络不通，病生于不仁，治之以按摩醪药"文句中，也可以证明这一点。

推拿疗法，虽有悠久的历史，但过去对这门学术的记载不多，因此对它的发展情况，也就很难详细了解。有文献记载的，除《黄帝内经》外，《史记》有扁鹊治虢太子尸厥病，使弟子子游为之按摩的记载，但都没有专书。在《汉书艺文志》的书目里，虽然载有"黄帝岐伯按摩"十卷，但此书年代久远早已失传。推拿疗法，在隋唐时代最为盛行，据隋唐《百官志》的记载，隋朝太医署里，设有按摩博士的职位。唐朝沿用隋朝的制度，并添设按摩师，掌教按摩学生。更在天宝年间，又将此术传入日本。宋元时期，此法曾一度陷于衰落状态。及至明初，才又兴起，太医院复列推拿于十三科中。可见这门学术，在祖国历代的保健事业上，是有着巨大贡献的，并且很早以前就发展成为专科。自明末以后，统治阶级认为推拿疗法与他们的切身利益不大，遂不被重视，而听其自生自灭。

新中国成立以来，在党的中医政策的指导下，这门学术得到了大力推广。为了继承发扬这门学术，各地中医专科院校，都添设了推拿课和推拿班，在发展上显示出了日新月异的新气象，同时也使祖国医学在全国各地大放光芒。

推拿疗法过去虽不被统治阶级所重视，但由于它为广大劳动人民所信赖，所以历代医家对这一学术也有不少著作。如明朝周于蕃纂辑的《小儿推拿秘诀》、清朝熊应雄编辑的《小儿推拿广意》、夏禹铸著的《幼科铁镜》、骆如龙编著的《幼科推拿秘书》、张振鋆辑的《厘正按摩要术》，都是研究这门学术很好的参考资料。当然，古今有关推拿的书籍和文献，还有很多可供研究和参考，因篇幅所限，这里不一一列举。

二 孙重三老师的学术特点

孙老非常重视"天人合一"观，他常对学生说，学中医应注意"天人合一"，他认为人是自然界的一份子，人体的气机变化是与天地相应的，与自然界有密切的关系。就拿外感来说，有称伤寒、有称温病、还有称暑热等，都是受四时之气的影响。五运交替与六气相应，阴阳往来与寒暑变化相随，正气与邪气相逼，因而使人体六经的气血为之波动，五脏之气失去平衡，而互相倾移，所以出现太过或不及，故人不可违反四时之序，只有顺应天地的四时变化，才能使经络畅通、气血和顺，逐步平复它的太过或不及，并要慎重守护正气，不要使正气损耗。因此为病人诊治时，辨证、处治、善后等均应因时因地因人而异。孙老认为医者如能懂得分辨四时之气所在，顺着时序，预测病邪什么时候来，并加以预防，人就不至于受病邪的侵犯，这样就可以防止疾病的入侵。此外，确定病与时气的关系，病可迎刃而解。例如，有患者于仲秋之月，每至申酉时腹中作胀，按中医理论分析，申酉时五行属金，秋季也应属金，金主收降，故病机为秋金节气收敛太过而致腹中气机不畅，故选舒畅气机的手法——按弦走搓摩，则腹中气机自畅，腹胀自除。孙老认为小儿推拿虽属外治之法，但外治之理即内治之理，同是在中医学整体观念的基础上，以阴阳、五行、脏腑经络、营卫气血等学说为理论指导，以辨证论治为治疗原则，运用手法之巧，通过经络疏行气血、通和阴阳、调节脏腑营卫，调整机体的生理机能，从而达到治病的目的。

在诊断方面，孙老强调医者必须认识到诊断在整个治疗过程中的重要性,针对病人的痛苦采取四诊检查方法,应用祖国医学的理论知识进行分析,综合推理,对疾病做出判断,若没有正确的判断就不可能做出正确的治疗方法,辨证之要不外乎阴阳、表里、寒热、虚实、脏腑、气血、标本、缓急。阴阳者,病在阴勿犯其阳,病在阳,勿犯其阴,以防阴阳亏损。寒热虚实者,应察其源,掌握好寒则热之、热则寒之、实则泻之、虚则补之的方法。脏腑者,五脏藏精而不泻,故有"有补无泻"之说,而受邪时则泻其邪而非泻其藏精,六腑有传导化物的作用,邪客时可攻之,但中病即止,切勿过度。气血是生命活动必需的重要物质,人类赖气血维持生命,气血内外调和,邪气就不能加害,健康就有保障,故治病必须察其气血的情况,然后根据病情泻其有余,补其不足。手足三阴经、三阳经与气血有密切的关系,又有表里的关系,即阴经属脏络腑,阳经属腑络脏,这样在脏腑阴阳经脉之间就形成了表里络属关系,互为表里的经脉在生理上密切联系,在病理上相互影响,治疗时相互为用。一般外感初起,邪在肌表,属表证,病位较浅,若病在脏腑则属里证,病位深且重。具体应根据症候类型,具体分析疾病的性质和邪正消长情况,采用相应的治疗措施。标本缓急者,应掌握好急则治其标、缓则治其本的原则。孙老通过四诊合参了解患者疾病的现状和病史,然后运用"八纲"将这些材料加以分析归纳得出正确的判断,作为辨证的依据。

孙老认为在诊断过程中四诊必须合参,不能偏废,但望诊居其首位,在儿科尤为重要。因婴儿口不能言,古代称儿科为哑科,稍大的儿童虽能言,但叙述病情不确切,故难行其问诊之工;又因小儿的手腕部短小,三部莫分,虽可一指定三关,但终难施其切诊之巧。因此,诊断儿科疾病应从"望""闻"中仔细求寻,并结合问诊、切诊、腹诊和查看指纹等方法才能达到正确诊断的目的。

三 适应证和禁忌证

推拿疗法,虽然是安全稳妥,治疗范围广泛,但它也有适应证和禁忌证。

1. 适应证:感冒发热、呕吐、泄泻、急慢惊风、疳积、腹痛、痫症、咳嗽等小儿常见疾患。

2. 禁忌证:麻疹、天花、水痘、胎毒,以及一切疮疡疾患。

★ 附:手法禁忌证

禁用三关手法:如足热、二便难通、口渴、腮赤、眼珠发红、脉数、气喘、弄舌等病症。

禁用六腑手法:如泄痢前后、面色苍白、足冷、气少、脉微、眼青等病症。

实热证禁用补法:如脉盛、壮热、腹胀、胁满、大便秘、小便黄、口渴、气急、足心热、眼红赤等病症。

虚寒证禁用泻法:如脉细、皮寒、面白、便溏、腹胀时减、自汗、盗汗、眼青、睡时露睛等病症。

四 推拿操作前的准备及注意事项

推拿疗法,虽然是既安全又简便的一种治病方法,但在某种情况下,如不加以注意,也会使患儿受到不应有的痛苦和造成操作时的困难。为此,提出以下几点注意事项:

1. 施术前,除应准备好姜水、葱水、薄荷水及消毒用品外,医者还应剪短指甲(拇指甲可稍长些),并要用热水、肥皂刷洗干净,以免在操作时因指甲长伤及患儿的皮肤引起感染。

2. 天气炎热时,应使室内空气流通;天气寒冷时,应使室内的温度宜人,以防患儿感受新邪,加重病情。另外,在严寒季节里,施术医师的手,不要过凉,以免患儿因受冷手的刺激而产生惊惧。

3. 在操作时,应先施行一些不会引起患儿恐惧的手法,使患儿对医者产生好感,然后再按所要采用的手法一一施行,这样便于操作,可增加疗效。

4. 惊厥的患儿,经施术后,如未停止,当使其侧卧,并以压舌板置患儿口中,促使呼吸通畅,以免发生窒息。

五　对推拿疗法的几点认识

推拿疗法是建立在"天人合一"整体观念的基础上，以"阴阳""五行"为理论指导，以"辨证论治"为治疗法则，并运用各种手法，通过经络"行气血，通阴阳"的作用，来调整脏腑营卫，从而达到治愈疾病的目的。小儿推拿是借经络的作用来调整生理机能，我们学习与研究推拿疗法，不能认为掌握一些简单的操作方法和古人的经验成方就满足了，还应通过学习脏腑、经络等中医理论知识，使它系统化、理论化，用理论来指导实践，由实践来证实理论，这样不断地提高，才能应付疾病的无穷变化。

推拿疗法经济、简便、疗效显著，它对久治不愈的沉疴痼疾能起到弥补药物之所不及的作用，如慢性胃肠疾患，出现消瘦、精神萎靡、四肢倦怠、不思饮食等长期服药无效的情况，施行推拿疗法后，能使患儿食欲增进、精神健旺。对其他慢性病，如人体各部组织和器官机能上的变化，只要没有演变到难以恢复的程度，使用推拿疗法，也能收到良好的效果。但对急性传染病，则应酌情配合药物治疗。对外科疾患，则应转外科医师处理为宜。推拿虽然不能治疗一切疾病，但如能和其他各科配合运用，也会解决若干原先难以解决的问题。

为了更好地保障小儿的身体健康，我们一定要共同努力、积极钻研，把这门学术传承下去，并发扬光大，使它为祖国的保健事业发挥出更大的作用。

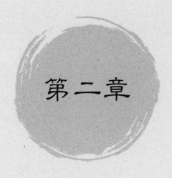

第二章

诊断

诊断是指医生针对患者的症状,采取各种方法,及时而准确地做出判断,从而进行正确的治疗,以解除患者的痛苦。正确的治疗是建立在正确诊断的基础上;反之,若没有正确的诊断,就不可能有正确的治疗。

祖国医学的诊断方法,主要是运用"四诊""八纲",通过医者的直觉观察,对疾病的发展与转归,做出正确的判断。

所谓"四诊",即望、闻、问、切,是用来了解症状的具体方法。所谓"八纲",即阴、阳、表、里、虚、实、寒、热,是用以归纳证候、分析病情的理论指导。因此,在整个诊断过程中,对错综复杂的病情、千变万化的症状,必须通过"四诊""八纲"的诊察、归纳,才能得出它的发展规律,做出正确的处理。

在诊断过程中,四诊虽缺一不可,但"望"居其首,并且用之于儿科尤为重要。因婴儿口不能言(古称哑科),稍大的即使能言,也不能说明白,故难行其"问诊"之工。又因小儿的手腕短小,三部莫分,虽可以一指定三关,但终难施其切诊之巧。因此,诊断儿科疾病,只有从"望""闻"中仔细求寻,参以"问""切",再结合腹诊、察看手纹,方可达到诊断的最终目的。

一 望诊

望诊是通过医者的视觉,来观察患儿神色形态的异常变化,经过分析、判断得出疾病的发展与转归的一种方法。

1. 望神气

"神气"是生活机能的表现,也可以说是生命的表现。所以观察患儿有无神气,对推测疾病的转归预后,是有重要意义的。如《黄帝内经》中说"得神者昌,失神者亡",就说明了这一点。同时也提示了,神气的有无,是生死的根本,临床上不可不仔细观察。不仅大人是这样,小儿也是这样。所以临床上见到患儿目光有神、声音清亮、肌肉不削、气息如常、二便不脱的,这是神气存在的征象。像这样的患儿,病势虽重,但是危险不大。反之,若目暗睛迷、形羸色败、喘急异常、泄泻不止,或大肉已脱,或循衣摸床的,这是神气离绝的征象。像这样的患儿,病势虽不严重,但遇有变化,就要危及生命。古人说:"神气为一身之主,神清气爽,神完气足,主清吉;神夺气移,神疲气浊,主夭亡。"根据古人的启示和临床的经验体会:患儿寒则神清,热则神昏,实则神有余,虚则神不足,寒盛则气必静,热盛则气必粗。

综上所述,通过临床望神气,对判断小儿疾病之寒热虚实,以及预后转归等,确有参考价值。但必须结合其他诊法才能更臻完备。

按语

原文要义:神气为一身之主,神清气爽,神完气足,主清吉;神夺气移,神疲气浊,主夭亡。故望神气,对判断小儿疾病之寒热虚实、预后转归有参考价值。

内容延伸:孙老在接诊患儿时,若患儿处于哭闹时、剧烈运动后、饥饿时、困倦时,都要先令其调整片刻,待气息平稳后,方始诊察神色,才不至掩盖神气的真实状态。另外,孙老在接诊小儿时,神态安详,使小儿不畏惧,故能形态自如。

2. 望面色

观察患儿面部颜色的润泽和枯槁,来推测内脏的变化和预后,这是古人长期的经验积累,是有一定理论根据的。因为内脏有了变化,必定要表现于外,而形之于五色。《黄帝内经》中提到,出现于面部的五色是脏气精华的表现,剧此就不难理解这一点。古人又从长期实践观察中定出五色分属五脏:面青为肝色、面赤为心色、面黄为脾色、面白为肺色、面黑为肾色。在症状方面:面青为惊风、面赤为火热、面黄为伤脾伤食、面白为虚为寒、面黑为痛多属恶候。在宜忌方面:泄痢的面不宜赤、咳嗽的色不宜青,感风寒的面色红、伤积滞的面色黄。脾气旺于四时,故四时应以黄为主色,但必如罗裹雄黄,不宜如黄土。总之,患儿面色润泽有神的为新病,其症轻;枯槁无神的为久病,其症重。

以上为察色之大要,但必须结合其他诊法,对于诊断治疗才能得出正确的结论。

按语

原文要义：面部色泽是脏腑气血盛衰的外部反映：面色润泽，则气血充盛调和，面色枯槁，则气血不足或不畅。除此之外，各脏又有其独特色泽。本脏病出现其不胜脏器的颜色时，预后不佳。

内容延伸：孙老常强调"天人合一"，小儿面部皮肤娇嫩，血运丰富，因此随着季节、气候等外部环境的变化而改变，春天多现微青色，夏天多现微赤色，秋天多现微白色，冬天多现微黑色，但黄色为四时主色，以上四色均在红黄明润的主色下隐隐透出。

面分五部，左腮为肝，右腮为肺，额上为心，鼻为脾，颏为肾。分别对应青、白、赤、黄、黑五色，正常情况下五部五色隐隐，若某部位色泽异常鲜明或异常暗淡，则提示相关脏器机能异常。

五色主病，是面部望诊的主要内容。孙老概之以"面青为惊风、面赤为火热、面黄为伤脾伤食、面白为虚为寒、面黑为痛多属恶候"。除此之外，面色青还提示寒证、痛证、瘀血证。寒凝则气滞血瘀，经脉拘急收引，故而发青，经脉瘀阻，不通则痛。面赤为热，细分又有面赤且隐现青色，双目窜视，为热极生风，午后颧红，多为阴虚内热；若两颧艳红，四肢厥冷，冷汗淋漓，为虚阳上越的真寒假热。面白为虚为寒，细分又有面白浮肿为阳虚水泛，面白无华、唇淡色白多为气血虚，面色苍白、鼻流清涕为外寒，若面色惨白、四肢厥冷，多为阳气暴脱，可见于脱证。面黄除为伤脾伤食外，面色黄而鲜，是湿热内蕴，面色黄而暗浊为寒湿内蕴。除此之外，新生儿出现面目黄染，2～3周自行消退的为生理性黄疸，不属病态。面黑为痛甚、寒甚的危候，若阴寒盛极，肾阳虚衰，或寒水不化，经脉拘急，面部呈黑色，面部青黑，伴腹痛呕吐，为药物或食物中毒之象，不论新病旧疾，面现黑色，皆属重病。

3. 望眼

目为肝之窍，乃五脏精华之所系，一身神气所荟萃的地方。所以，分而言之，则目开窍于肝；统而言之，则脏腑皆系于目。凡风寒感于外，乳食伤于内，以及脏腑疾病都无不见于两目。因而察患儿两目的表现,可以作为推测疾病的转归及其预后的依据。如睛珠黑光满轮者,虽有疾病,亦易痊愈;如白珠多,黑珠昏蒙,睛珠或黄或小者,则病必缠绵难愈。又如:患儿两目直视的多属热病,白膜遮睛的多成疳积。开目欲觅人的病多属阳,闭目不欲见人的病多属阴。再如:戴眼反折的,为阳绝之候;视不见物的,为阴脱之候;眼眶忽然陷下的,为脏气已绝之候;眼睛忽然不明的,为脱阴脱血之候。怒目视的是肝气盛,瞳孔散大的是中气虚。勇视而眼珠转的是肝风内动,直视而眼珠不转的是肝气将绝。以上多为危急不治之症。

　　总之,在临床上,望眼不仅对诊断疾病有参考价值,而且对推测疾病的预后也有重要意义。《黄帝内经》上说:"视其目色,以知病之存亡也。"因此,我们为了对患儿负责,在这方面应该多加钻研,使它在诊断、治疗上发挥更大的作用。

按语

　　原文要义:五脏六腑之精气,皆上注于目而为之精,故察目可候五脏六腑精气的盛衰,推测疾病的轻重和预后。凡黑睛圆大,神采奕奕,为肝肾气血充盛,病情轻而易愈,若出现眼眶陷下,两眼上视、直视,视而不见,目珠不转者是肝肾衰败、精气将绝的表现。

　　内容延伸:若见瞳孔缩小或不等,或散大而无反应,病必危重;若见哭而无泪,多属脱水重症;若见眼睑结膜色淡,为血虚之象;巩膜色黄,为黄疸湿热蕴结;目赤而痒,多为肝经风热,白珠色赤为阳热;眼结膜干燥,频繁眨眼,多为肝血不足,证属肝疳;睡时露睛,多属脾虚;眼睑浮肿,为阳虚水泛之证;目赤汪泪,须防出疹。

4. 望舌

　　舌为心之苗,凡脏腑寒热之气,无不见于舌,所以验舌之有苔无苔,可以知邪在表在里,察舌之或黄、或白、或黑、或赤,可以诊病之寒热虚实、轻重安危。但验舌时,对食物和药物的染色,尤应注意,不可不辨。

　　舌诊包括舌本和舌苔。舌本是指舌的本质,舌苔是指舌面的苔垢。辨舌质可辨五脏之虚实,视舌苔可察六淫之浅深。由此可见,舌质和舌苔在临床上都很重要。

凡舌润如常而未生苔的,是邪尚在表;苔白而滑的,是邪已入里。苔黑而谵语的属热;苔黑而润,无谵语的属寒。舌黑有虚、寒、实、热之分,虚、寒的舌必润;实、热的舌必燥。舌白也有寒热之别,无苔而淡白的属寒;有苔而厚白的属热;舌白而润的属寒;舌白而干的属热(初生小儿舌苔白滑而薄,名曰乳苔,不可与病苔混同);苔白而中间黄的,是邪入于胃;苔干边白而中心黑的,其病多危。苔黄而滑的,是内热尚轻;苔黄而干的,是内热已盛。舌红而更有裂纹的,为热毒炎上;舌淡红而中有红点的,为君火燔炽。苔灰而薄的邪轻,苔黑而厚的邪重。苔渐退的邪亦退,苔渐进的邪亦进。小儿弄舌的主热,如久病未愈而弄舌的多凶。

望舌在临床诊断上,尤其对热病的诊断,有很大的参考价值,历代在这方面有很多发挥。为了进一步的钻研,还应当阅读古今有关这方面的资料。

按语

原文要义:望舌主要是望舌质和舌苔的变化,辨舌质可知五脏虚实,视舌苔可知六淫的浅深。其中,舌质由淡转红绛,舌苔由薄白润泽,渐黄而糙老乃至燥裂,为热由轻转重而伤阴,对辨热性病有重要的临床意义。舌面分属五脏,对临床诊察脏腑病变也有参考作用。

内容延伸:舌质淡白为气血两虚,舌质紫暗有瘀斑为瘀血阻滞,舌苔白腻而厚为痰食积蕴中焦,舌苔花剥则胃阴不足。

除望舌质与舌苔外,舌体的胖瘦则体现了阴阳的盛衰,阴虚者舌体干瘦,阳虚者舌淡胖。舌体的灵活与否体现了津液的盛衰,津液少则舌蹇难以伸缩。舌体肿大而硬,吐出唇外,缓缓收回甚或不能转动且舌色鲜红,为心脾积热;舌出口外,来回转掉不宁是心气不足或智能低下。另外,还需辨别小儿是否因食物或药物染苔。

5. 望鼻

鼻为肺窍,故鼻孔干燥的为肺热,若燥黑如烟煤的为热极,鼻流清涕的为风寒袭肺,流浊涕的为风热犯肺。鼻准属脾,红燥的为脾热,惨黄的为脾败。鼻翼扇动以及出气多入气少的多属难治之症。但鼻翼扇动有虚实新久之分,不可不辨。如初病即见鼻扇的,多为邪热风火壅塞肺气所致;如久病鼻扇,并见喘息出汗的,为肺气欲绝之候。

> **按语**
>
> **原文要义**:鼻为肺窍,鼻翼扇动,为肺气升降出入受阻,轻者见于外邪壅阻,重者为肺气欲绝。鼻干无涕为肺燥,鼻流清涕为感冒风寒,清涕化浊为由寒化热。
>
> **内容延伸**:鼻衄或鼻内生疮糜烂为肺热上炎,灼络动血之象。

6. 望耳

两耳为肾之窍,又为少阳经脉所过的地方,所以耳色枯焦的,主肾水涸竭,多属危症;耳上起青筋的,主肝风内动,发为瘛疭;若暴病耳痛、耳肿、耳聋的,皆主胆经疾患;两耳时红时热的,则为外感风寒。

> **按语**
>
> **原文要义**:耳为肾窍,又为五脏、宗脉之所结聚。证属外感则两耳或冷或热,证属内伤则或暗或滞。耳痛、肿、流脓或听力下降为肝胆火盛。
>
> **内容延伸**:小儿若有以耳垂为中心的弥漫性肿胀,为腮腺炎的表现。

7. 望唇口

《黄帝内经》曰:"脾胃之华在唇四白。"四白者,唇之四际白肉也。所以临床上见到小儿唇红而吐的,是胃热。唇白而吐的,是胃虚。唇色正常而吐的,作为伤胃论。唇寒而缩不能盖齿的,是脾绝。口角流涎的,是脾冷。凡唇燥裂的,主热。唇口肿赤而齿焦的,是热极。唇红如丹的,为发渴之候。若红甚焦黑的,其病多危。

另外,口噤不语的,为痉厥;口唇歪斜的,为风证。口与鼻呼吸气粗,而且疾出疾入的,为外感邪气有余。若呼吸气微,徐出徐入的,为内伤正气不足。小儿口如鱼嘴尖起或口中气出不返以及环口黧黑的,均属难治和不治之症。

按语

原文要义:脾胃之华在唇四白,唇色反映脾胃生化的能力。白色为寒或血虚,红色为热。津伤则唇燥,口唇㖞为风证。张口呼吸有力为外邪有余,无力为正气不足。

内容延伸:咽喉位于口腔的深部,是呼吸和进食的要道,咽红为肺胃热盛。喉核肿大且红是外感风热或肺胃热上蒸,不红是痰瘀互结。口腔黏膜破溃糜烂为脾胃积热,两颊黏膜有白点且白点周围有红晕为麻疹黏膜斑。牙龈红肿为胃热。

8. 望手足

望小儿手足形态,对诊断也有帮助。如指甲青的,为心痛;指甲黑的,为肝绝;手足抽搐、脊强反折的,为痉病;十指屈伸不定、手如数物状的,为热邪伤神。又如:伸足仰卧的,为热证;蜷足俯卧的,为寒证。凡小儿久病手掌肿而无纹的、或抽衣撮空、或循衣摸床、或手撒不收的,均属危险证候。

按语

原文要义:爪甲为肝之余,为气血所充养。热邪伤津耗气,四肢爪甲为之屈伸不利,耗损至极则手足撝搦。热甚则神昏志溃,四肢不受神志支配而动态失常。

内容延伸:十指前端膨大,指甲青紫,为杵状指,是心脏气血瘀阻的表现。指甲脆薄苍白为气血不足的表现。双足尖交叉前伸,状如剪刀,是脑瘫的常见表现。自出生后双足内翻或外翻,踝部活动受限,是先天足部畸形的表现。

9. 望指纹

宋代儿科名家钱仲阳,对指纹之说有所开发,他以食指的第一、第二、第三节的内侧,分为风、气、命三关。下节为风关,中节为气关,上节为命关。

临床上根据三关指纹的形态颜色,用于诊断小儿疾病的轻重安危。

◎指纹诊法:令人抱患儿对立于向光的地方,医者用左手握住患儿食指,右手拇指侧面蘸清水,由患儿食指的命关推向气关、风关,指纹愈推愈显,从而观察变化。

◎看纹察色:若纹色红黄相兼,隐隐不显的,是平安无病的现象;若纹见风关,是病邪初入,其病尚轻;若纹见气关,是邪气正盛,其病已重;若纹见命关,是邪充经络,其病更重,且多为危殆不治之症。若指纹自下而上,邪则自浅而深,病则自轻而重。指纹直的多属热证,指纹曲的多属寒证。

指纹与寸口太渊脉相通,所以也叫脉纹,是手太阴经从腕后出食指之端,交与手阳明经的一条支脉。因此,外邪在皮毛腠理之间,太渊脉浮,指纹也必显露于外,这时所出现的症状属于表证;及至病邪入里,太渊脉沉,这时指纹亦必沉伏于内,但有浅深之别,故病变的部位也有所不同。如纹见半沉,是邪在胃经,纹见极沉,是邪在胃腑。

临床上根据指纹颜色的淡滞,可以识别疾病的寒热虚实。如纹见红色,多因寒邪初入皮毛,经络乍滞,以致纹见红鲜,为寒证。纹见紫色,由于热壅经络,阻其升降之道,以致指纹色紫,为热邪炽盛。又如小儿皮肤苍白,唇色惨淡,若见指纹淡红的为虚寒,淡紫的为虚热。总之,这类的纹色都是见于平素体质不健康、中气不足的小儿,所以不论新病久病,均属虚证。若病邪遏郁,营卫阻滞,升降羁留,指纹推之涩滞,绝无流利现象的,是由食饮风热相搏,属于实证。

望指纹在临床上用于诊断儿科疾病,确有参考价值,如浮沉分表里、红紫辨寒热、淡滞定虚实等,都是古人的经验积累,不容忽视。但它不是一门独立的诊断方法,而是必须结合四诊,才能对错综复杂的病情得出正确的结论。诊指纹法为临床医师的操作提供借鉴。

按语

原文要义：指纹与寸口脉相通，故察指纹能代替诊脉。指纹自风关至命关，愈长则病邪愈盛、病情愈重。指纹的浅淡与浓重，也是辨正虚与邪实的依据，指纹的浮沉，是判断病位在表在里的依据，指纹的红紫，是分析机体寒热变化的依据。

内容延伸：望指纹虽是临床上辅助诊断的一种重要方法，但有时也会出现指纹与临床表现不符的情况，需四诊合参，舍纹从症，以确保辨证的准确。

10. 望形态辨寿夭

由于小儿的禀赋不同，因而其强弱寿夭也有差异。如发育健全，营养良好，体形正常的小儿，则必健壮无病。反之，则必体弱多病。

古人从实践中体验到，望小儿的体表形态，辨别寿夭和健康情况，有如下的结论，说："头为诸阳之会，脑者髓之海也，因此凡小儿头角丰隆，知其阳固而秘，髓海足也。背为脏腑之气输注之所，因而脊背平满，知其脏腑实也。胃为水谷之海，居于腹上，故腹皮宽厚，知其水谷盈也。"说："目为肝窍，耳为肾窍，鼻为肺窍，口为脾窍，七窍无缺，形象全矣。"说："脾主肉，故肉实者脾足，肝主筋，筋强者肝足，肾主骨，骨坚者肾足，心主血脉，血脉强者心足，肺主皮毛，皮毛润泽者肺足，兼之脚健而壮，项长而肥，睛明而黑者，根本固也，肌肉温润，荣卫调也。更见面妍如桃，发黑如漆，气血足也。小便清长，大便滋润，里气和也。"以上都是里气有余的形态，古人叫作寿相，这样的小儿必无病而容易抚养。

又说："诸阳皆聚于头，凡颅解项软者，阳衰于上。诸阴皆聚于足，踹小脚蜷者，阴衰于下。若见小儿鼻孔干燥者，为肺枯，唇缩流涎者，为脾冷。发稀少者，为血衰。颈项软者，为柱折。儿面散见青紫之筋，多属风热之证，兼之形枯色灰，泄痢无时，此表里俱虚之疾。"以上都是里气不足的形象，古人叫作夭相，这样的小儿必多病而难养。

总之,望形态辨寿夭,是古人的经验积累。我们把它运用到临床实践中去,对判断小儿的易养或难养,的确有很大的现实意义。

按语

原文要义:观察小儿的形体和动态,可推测小儿的先天禀赋及后天营养状况,小儿头角丰隆,五官敏锐,则小儿禀赋充足营养良好。若小儿肌瘦形消,发稀面枯,囟门逾期不合,筋蜷项软,姿态呆滞,必为禀赋不足营养失调。

内容延伸:不同的疾病常有不同的姿态,通过动态望诊可查知。如小儿喜伏卧,为乳食内积。躯体蜷曲,两手捧腹,翻滚哭闹,多为腹痛。颈项强直,四肢拘挛,角弓反张者为惊风。端坐呼吸,胁肋凹陷,哮吼痰鸣,多为肺炎喘嗽或哮喘。

二　闻诊

闻诊是依靠医者的听觉和嗅觉,以探求患儿的声音、气味有无异常变化,并结合其余三诊,加以分析、归纳,对疾病得出明确结论的一种方法。闻诊在四诊中也很重要。如《黄帝内经》说:"视喘息,听音声,而知所苦。"《难经》说:"闻而知之者,闻其五音,以别其病。"这都说明了闻诊的重要性。

闻诊的范围,是以耳听其语言及呼吸的声音,鼻嗅其气息及排泄物的气味,作为识别疾病的依据。"闻字虽从耳,而四诊之闻,不专主于听声也",就清楚地说明了这个问题。

1. 听声音

古人的经验,以五声为五脏的外应,我们在临床上也验证了这一点。例如,某些患儿内脏有了病变,他所发出的声音也必然随之而改变。因此,根据他声音的改变,就可以得出疾病的表里、寒热、虚实的结论。

◎辨内伤外感:凡寒热并作,语声重浊,前轻后重壮厉有力的,属外感有余之症。若寒热间作,口鼻气短,少气不足一息,语声先重后轻,气怯声低的,属内伤不足之症。

至于《黄帝内经》说"衣被不敛,言语善恶,不避亲疏者,此神明之乱也",则不可与上面所说的混为一谈。

◎辨寒热虚实:凡小儿病,多语身热的属阳、属实,病在经络。懒语身凉的属阴、属虚,病在脏腑。发言轻微的是正气不足,语声壮厉的是邪气有余。哭而多泪的属实,哭而无泪的属虚。喘粗、气热的为有余。喘急、气寒的为不足。鼻塞声重而喷嚏的为表邪实。言语轻迟而气短的为中气虚。呕吐酸苦的为肝经有热。嗳逆冷气的为胃中有寒。若狂言而有焦躁现象的为邪热炽盛。神识昏迷而口中谵语的为热犯心包。至于小儿惊风、神识昏迷、牙关紧闭、不能言语的,也有虚实寒热之分,应当根据其他症状,详细地加以诊断。

◎辨五脏病候:凡嬉笑不止、言语无绪的为心病。气促气浊、痰咳哮喘的为肺病。狂叫多呼、怒而骂詈的为肝病。声颤如歌、气不足息的为脾病。欲言不言、语声轻微而多畏惧的为肾病。

五脏病候,虽然这样分辨,但仅是指一般情况而说的,至于病有新久,邪有深浅,更有合病、并病等不同,所以他所表现的症状,也就不能和上面所谈的绝对一样。因此,必须要通过长期的临床实践,"精心体验",然后才能"积久成通"。

◎辨诸痛:临床上根据患儿的感觉,所发出的呻吟的声音,再根据其他症状和其余诊法所得的资料,便能推知其痛苦的所在。如攒眉呻吟的,必苦头痛;叫喊呻吟,以手拥心的,为中脘痛;呻吟摇头、攒眉扪腮的,乃为齿痛;呻吟不起的,为腰脚痛;摇头而言的,乃为里痛。

按语

　　原文要义:听语声的高低急缓,可辨邪实正虚的程度,听语声的清浊可辨感邪的寒热。五脏气太过不及,其声音亦殊。听哭声,望形态可知病位。

　　内容延伸:听咳嗽辨病性病位在临床极为常用。如咳嗽声清扬且伴流清涕,为外感风寒。咳声重浊伴吐少许黄痰的,为外感风热。咳声嘶哑,如犬吠的为喉炎或白喉。晨起咳唾,痰声辘辘的为痰湿阻肺。夜间咳甚,痰少的为阴虚内热。

2. 嗅气味

　　患儿的呼吸气息,以及排泄物(如鼻涕、大小便)等所发出的异常气味,对诊断某些疾病,有很大帮助。如口喷秽臭之气的患儿,属胃腑有热的,则为热臭气;有宿食的,则为酸臭气;患牙疳的,则为腐臭气。鼻流浊涕有腥臭的,为脑热鼻渊;无腥臭的,为外感风寒。大便有酸臭气的,为肠有积热;有生腥气而清冷的,为肠中有寒。若小便臭浊黄赤的,为膀胱积热,清白不臭的,为膀胱虚寒。

按语

　　原文要义:嗅口中气味可知胃腑的寒热虚实,嗅鼻中气味可知肺胃寒热虚实,嗅小便气味可知膀胱的寒热虚实,嗅大便气味可知肠腑的寒热虚实。

　　内容延伸:嗅呕吐物气味可知胃中寒热虚实,呕吐清稀无臭的为寒吐,呕吐秽浊难闻的为热吐,呕吐酸腐夹杂不消化食物的为伤食吐。

三　问诊

　　儿科的问诊,是通过医者与患儿的父母或看护人的谈话,以了解患儿的生活习惯、居住环境以及疾病的发生与演变的情况等,再与其他诊法密切结合,经过分析、归纳,就可得出正确的结论。所以说,问诊在诊断过程中也是重要的一环。

1. 问疾病的开始及转归的情形

通过与患儿的家属谈话,以了解开始发病的情况和转变过程,能够对疾病做一个初步的判断。如发病即见头痛恶寒发热的,为病邪在表;开始发病,即见腹痛、呕吐、泄痢、手足逆冷的,为病邪在里;患儿白天烦躁,夜里安静的,是阳邪为病;反之,夜里烦躁,白天安静的,为阴邪为病;患儿好静恶动的,为正气虚;烦躁不宁的,为邪气实;先喘而后胀满的,主病在肺;先胀满而后喘的,主病在脾。

按语

原文要义:询问疾病的发生与转变过程,可大致了解患儿的疾病演变规律:或表里互传,或上下互传,或寒热互传,或虚实互传。询问症状的发作规律,可知病证的阴阳属性。

内容延伸:问疾病的诊治过程,可对后续的诊治提供参考。如病有热象,用寒药治疗却不见好转,可考虑是寒药遏阻阳气,克伐正气,使正不胜邪所致;或者本为真寒,却有假热之象,急应温阳救逆。

2. 问寒热

问患儿的寒热,可以辨别疾病的表里虚实。如患儿发热、恶寒、无汗或恶风、自汗出的,大多是外感风寒,病邪在表;发热、汗出不解,更见口渴引饮、便秘、溺赤的,是内有实热,病邪在里;无表证,而身热缠绵、掌心发热、经久不退、起伏不定的,多属内伤阴虚发热;四肢倦怠、面色㿠白、唇淡口和、自汗出、微恶寒的,多为阳虚发热;喜冷恶热的,为热病;喜热恶冷的,为寒病。

按语

原文要义：病邪在表，则无论发热与否，必有恶寒、无汗或汗出不畅。病邪在里，往往是单寒不热或单热不寒。病邪在半表半里，则多见寒热往来。

内容延伸：小儿发热可通过体温表测量而知，也可通过接触患儿体表而感知。小儿发热初起，往往寒热不均，表现出某一局部发热的症状：如前额、头两侧、后枕部、胸部、腹部、背腰部等，用体温表测量时却温度不高，局部的发热提示了该区域存在病变，或是与之经络相联系的内脏有病变，因此必须细查。恶寒则通过观察小儿姿态而知，如依偎母怀、蜷缩就暖等。

3. 问汗

询问有汗无汗、汗的多少、出汗的时间等，也可以作为临床上识别寒热虚实的依据。如发热、恶寒、无汗的，则为表实；有汗的则为表虚。如果汗出以后，恶寒止而热仍不退的是邪已入里。若动辄乏气（力）汗出的，则为阳虚自汗；若寐则汗出，醒后即止的，则为阴虚盗汗。汗出而恶寒的，属于表证；汗出不恶寒而恶热的，属于里证。若汗出如油的，谓之绝汗，多为不治之症。

按语

原文要义：外感病人无汗者营阴未伤，故为表实，若有汗则营阴已伤，故为表虚。表虚者，汗出后必恶寒，邪在里则汗出热不解，而恶热。气虚、阳虚者常自汗，阴虚者多盗汗。

内容延伸：温邪犯肺者汗出质黏不畅，故虽有汗而热不除。内热炽盛者常大汗出而易伤阴，里有燥便，亦会迫津为汗。大汗淋漓，面色苍白，四肢厥冷，为阳气欲脱。

4. 问二便

二便是身体排泄废物的主要部分,所以古人把二便比作一身的门户,并且提出无论察内伤、外感,都应当问明二便的情况,借以了解病情的寒热虚实。盖前阴通膀胱之道,其利与不利,热与不热,可以察气化的强弱,后阴开大肠之门,其通与不通、结与不结,可以察阳明的虚实。例如,大便秘结、干燥难解,多属实热;大便稀薄、泄泻不止,多属虚寒。大便稠黏、酸臭,大多属热,清稀腥臭,大多属寒。便秘而兼见实热脉证的,为阳结;便秘而兼见虚寒脉证的,为阴结。便泻清冷,完谷不化,兼见虚寒脉证的为寒泻;暴注下迫,肛门灼痛,兼见实热脉证的,为热泻。

一般来说,临床上小便黄赤的属热,清白的属寒。但泄泻的病人,小便亦必少而黄,发热而邪未传里的,小便亦必清而长。这是应当分辨的。至于小便黄赤混浊而不利的,为湿热;清白频数而自遗的,为气虚。若患热病而小便逐渐清长的,是病情已有好转的趋势。

按语

原文要义:小便的颜色、清浊反映了膀胱和机体的寒热偏性,小便的总量反映了肺、脾、肾、膀胱的气化强弱。大便颜色、气味可反映胃肠和机体的寒热偏性,大便的质地反映了脾的运化强弱。

内容延伸:大便次数增多,里急后重,泻下赤白黏冻者多为痢疾。便中有蛔虫,或检验大便见有虫卵者为蛔虫病。小便刺痛,滴沥不畅,或有砂石排出者,为石淋。

5. 问饮食

问患儿的饮食如何,可借以了解肠胃情况。如饮食如常的,是胃气未伤。不欲饮食而大便秘结,或频频嗳气的,为胃肠有滞。饥不能食,胃中嘈杂,为痰火内阻。多食易饥,形肉反瘦,为胃火内炽。能食腹胀,为胃强脾弱;食入胀闷,为气滞食阻。凡胃痛、腹痛得食稍安的,多属虚证;得食更甚的,多属实证。饮食喜热的,为肠胃有寒;饮食喜冷的,为肠胃有热。

原文要义：食欲反映了胃的受纳能力，不食或能食而胀的原因在于运化乏力或阻滞内停不降。饮食的寒热喜恶反映了脾胃的寒热需求。

内容延伸：饮食偏嗜是造成诸多疾病的隐患，如多食辛辣烤炙的食品易生内热，多食生冷易伤中阳，多食肥腻厚味和含糖食品易生痰湿。如果小儿饮食有偏，常伴有体质的变化。

6. 问口渴

问口渴与不渴，可以辨别里证之寒热虚实。如大渴喜冷饮的，是属里热；喜热饮的，是属内寒。口渴欲饮，而且饮量较多的，谓之真渴，为阳邪入里，内热燔炽；若口虽渴，而饮不欲下咽的，是谓口干，不是真渴，为真阴内亏，并无火邪。若病人口中和而不渴的，为表邪尚未传里，或为里证而阳虚寒盛。另外，温病挟湿，虽热不渴，温病热在血分，亦不口渴。

原文要义：口渴与饮水反映了机体对阴液的需求程度，分为口渴饮水量多、口渴饮水量少、不口渴三种程度。饮水的寒热反映了机体尤其是脾胃的寒热需求。

内容延伸：口渴饮水量又不多，一是由于机体虽然缺水（正常的津液不得化生，即真阴内亏），但苦于水液排泄通道不畅（痰、湿、水液内阻，又无火邪灼阴，真阳又不足以化气行水），故而只可少量饮入。二是机体仅为少量缺水，故稍稍饮用即可。

7. 问睡眠

睡眠质量体现了小儿的身体状态。正常小儿睡眠以安静为佳，年龄越小，睡眠时间越长。小儿睡中惊叫，多因惊吓所致；睡中蹬被翻转不断者多为内热蕴蒸；不食不睡多属食积内停；夜间睡眠不宁，肛门瘙痒，多有蛲虫。烦躁少眠,伴有食少腹胀盗汗、发黄干枯稀少多为疳积。

儿科问诊,除应注意上述问题外,还要详细询问其父母或看护人,患儿以前是否出过麻疹、天花,是否种过牛痘,以及是否患过急性传染病,这对临床诊断都有参考价值。同时在问的时候,医者要有高度的同情心和责任心,态度要和蔼、亲切,并要有程序地进行询问,切忌顺序重复,引起代述人的不满。但代述人涉及与本题无关的谈话,也应尽量避免。

按语

原文要义:问既往史、免疫接种史、传染病史对诊断疾病有重要的参考价值。问诊内容要详尽而不繁琐,问诊态度要亲切而不冷淡。

内容延伸:新生儿需问孕育和出生史,以及父母身体状况和有无家族遗传病。

四　切诊

切诊是运用医生的手,在患儿躯体的某些部位,或按或触,通过手下的感觉,可以了解患儿内脏的变化和体表的反映,如脉气的盛衰、胸腹的疼痛、手足的温凉等。并配合其余诊法,经过分析、归纳,从而对疾病的发展与转归,得出正确的诊断和结论。这种方法,在四诊中也是相当重要的。但必须操作熟练、经验丰富,否则就会影响诊断的正确性。切诊的操作方法,可分为脉诊和触诊两部分。

1. 脉诊

古人有关脉诊的记载很多,内容也很丰富,但大多适用于成人。在儿科,因小儿气血未充,三部莫分,按脉为难,故发挥较少。为了配合临床实用,根据《幼幼集成》一书的记载,将浮、沉、迟、数四脉,做简要介绍:

◎诊法与脉象：诊小儿之脉，因手腕短小，不能以三指候之，须用一指定三关（寸、关、尺）。如轻手着于皮肤之上即得的，叫作浮脉。重手按于筋骨之间而得的，叫作沉脉。一呼一吸，脉六七至的，为平和无病之脉；若四五至的则为迟脉；八九至的则为数脉。

◎四脉主病：浮脉主表，其病在外，有力表实，无力表虚，浮迟中风，浮数风热。沉脉主里，其病在内，有力里实，无力里虚，沉迟痼冷，沉数内热。迟脉主脏，其病为寒，有力冷痛，无力虚寒，浮迟表冷，沉迟里寒。数脉主腑，其病为热，有力实火，无力虚火，浮数表热，沉数里热。浮而有力风热，无力阴虚。沉而有力痰食，无力气滞。迟而有力为痛，无力虚寒。数而有力实热，无力疮痛。

《幼幼集成》的四脉主病，和陶节庵所说的"诊脉之要，无论浮、沉、迟、数，但于有力无力中分别，有力者为阳、为实、为热；无力者为阴、为虚、为寒"是一个道理。至于迟数分主脏腑，又和古代"数者腑也，迟者脏也，数则为热，迟则为寒，诸阳为热，诸阴为寒，故以别知脏腑之病也"的说法是一致的。但都不过言其大概。至于脉象错综互见，病在腑的也有迟脉，病在脏的也有数脉，所以临床上还应灵活掌握，脉症合参，不可为迟数、脏腑所拘泥。

总括脉要歌：

太渊一指定安危，六至中和五至亏，

八九热多三四冷，浮沉迟数贵详推。

有力为阳为实热，虚寒无力里何疑，

若能留意于中取，何致亡羊泣途歧。

浮而有力实兼风，无力阳虚汗雨蒙。

有力而沉痰食害，沉而无力气凝胸。

迟而有力多为痛，无力虚寒气血穷。

数脉热多终有力，疮痕无力热虚攻。

按语

　　原文要义:浮沉分表里,迟数辨寒热,有力无力定虚实。

　　内容延伸:小儿的脉较成人稍快,并且随着年龄增长,脉搏次数逐渐减少。按成人正常呼吸定息计算,初生婴儿一息7~8至,1~3岁6~7至,4~7岁约6至,8~14岁约5至。脉数而无力,多为心阳欲脱的危候。脉时动时停,节律不稳者,多为心气心阳不足。

2. 触诊

　　触诊是利用医者的手,直接接触患儿的体表或病变部位,通过轻按或重取所感觉的硬、软、冷、热和病人所表现的喜按、拒按等情况,借以决定疾病之寒、热、虚、实的一种诊断方法。

　　◎诊肌表:以手轻抚患儿的肌表,则可以察知皮肤之润燥和有汗无汗;重手扪按,则可以分别肿胀的不同。如按之随手而起,如囊裹水之状的为水肿;按之陷而不起,皮厚而颜色不变的为肤胀。在外科,更可以通过此法来辨别有脓无脓。如按患处,软而热的为有脓,坚硬而不热的为无脓。轻按即痛的,脓在浅表;重按始痛的,脓在深部。按之陷而不起的,为脓未成;按之陷而即起的,为脓已成。

按语

　　原文要义:按皮肤主要了解寒、热、汗的情况。按压肿胀部位的皮肤,观察有无凹陷,可用以鉴别水肿。患部的软硬,提示了有脓无脓,脓的深浅也可通过触压感知。

　　内容延伸:皮肤干燥而松弛,常提示机体失水;肢冷汗多,为阳气不足;肤热无汗,为热甚所致;手足心灼热为阴虚内热。

　　◎诊腹部:如腹部软而喜按的,属虚属寒;胀硬而拒按的,属实属热。痛而轻微,按之莫得其处的属虚;痛而甚剧,推之坚硬不移的属实。喜暖手抚的属寒;喜近冷物的属热。候腹而热重的,内热亦重;热轻的,内热亦轻。腹部膨胀,按之像气枕中空的,属气胀,按之有液体波动的,为里有积水。

按语

原文要义:腹部的软硬、喜按与拒按、按压后疼痛的程度均可用以辨虚实。对寒热喜恶,以及腹壁的温度,则提示了证的寒热。叩击腹部是中空还是有液体,可分辨气胀和积水。

内容延伸:胸胁触及串珠样突起,两肋外翻,可见于佝偻病。若左胁肋下按之有痞块,属脾肿大;右胁肋下按之有痞块,明显增大,则属肝肿大。右下腹部按之痛甚,提示有肠痈。右上腹近中线处按之痛甚,提示胆腑气血不通。脐部突起,或一侧下腹部近大腿根处有突起,伴有剧烈疼痛的为脐疝或腹股沟直疝。一侧阴囊突然变大,扣之疼痛,多为腹股沟斜疝。阴囊变大,扣之疼痛不甚,且有波动感的为阴囊水肿。

以上仅将四诊做了简要说明,当然还不够全面。学者应当在此基础上,进一步参考其他有关书籍,触类旁通,力求深造,方能达到治愈疾病的目的。

五　辨证

"八纲"即表、里、寒、热、虚、实、阴、阳,是中医辨证的纲领,所以叫作"八纲"。八纲辨证,就是把通过四诊得到的有关疾病的症状和体征等临床资料,用八纲加以分析、归纳,找出疾病的部位、性质和机体正邪的盛衰,从而对错综复杂的病情做出判断,指导治疗。为了便于鉴别疾病的表里、寒热、虚实,特附表简要说明如下:

附表1 表里辨证

临床证候属性 类别	表	里
疾病部位	皮肤、肌肉	体腔、脏腑
症状	恶寒发热、头痛、身痛、鼻塞、喷嚏、无汗或有汗等	潮热、不恶寒但恶热、烦躁、气短、腹痛、呕吐、二便闭结或大便稀溏泄泻等
脉象、舌苔	脉浮、苔薄白或无苔	脉沉、苔黄燥或白滑

附表2 寒热辨证

临床证候属性 类别	寒	热
望	精神不振,似有睡意,喜缩脚蜷卧,畏寒,闭目不欲见人,爪甲青紫,舌质淡,或无苔,或有白苔滑而湿润等	神气充实,躁动不安,喜仰卧,扬手掷足,面赤貌盛,唇干,眼赤,开目欲见人,舌质红,苔黄而燥,或生芒刺,或干黑等
闻	懒言,少气,语声无力,痰多而稀薄清白,咳声重浊等	多言,气粗,语声有力,痰少,咳声清高,口臭等
问	脘腹隐痛,遇暖则减,口不渴,不欲饮或喜热饮,唾液多,小便清长,大便稀溏,或泄下清冷等	口渴引饮或喜冷饮,唾液少,小便或赤或黄,大便秘结,或泻下热臭等
切	脉诊:沉、迟而无力 触诊:手足不温	脉诊:浮、数而有力 触诊:手足温

附表3 虚实辨证

临床证候属性 类别	虚	实
症状	自汗、盗汗、手足厥冷、下利清谷、小便不禁、心悸、声低胆怯、腹胀时轻时重、痛而喜按、久病、体弱等	口渴、身大热、腹胀不减、痛而拒按、大便燥结、小便热痛、谵语狂躁、体壮、新病等
脉象	浮、中、沉取均无力	浮、中、沉取均有力
舌苔	舌质淡而胖嫩,苔薄白	舌质红绛,苔黄厚或厚腻

以上附表,将疾病之表里、寒热、虚实做了简要的对照说明。为了使"八纲"更好地指导临床实践,把错综复杂的病情,用阴阳来加以归纳。一般来说表证、热证、实证,可归属于阳证;里证、寒证、虚证,可归属于阴证。正由于此,又可以说阴阳是"八纲"中的总纲。

"八纲"是中医辨证的纲领,在诊断治疗中占有重要地位。但必须根据不同的病情,与脏腑辨证、卫气营血辨证、三焦辨证、气血辨证等相结合,才能做出全面、正确的诊断,在临床上发挥其应有的作用。

附表4 脏腑辨证
(1)心病辨证虚证表

临床证候类别＼属性	心病虚证				
	心气虚	心阳虚	心阳暴脱	心血虚	心阴虚
共同症状	心悸怔忡,胸闷气短,活动后加重,自汗			心悸怔忡,失眠多梦	
自有特征	面色淡白,气短懒言,善惊易恐	畏寒肢冷,心痛,面色㿠白或晦暗	突然冷汗淋漓,四肢厥冷,呼吸微弱,面色苍白,口唇青紫,神志模糊或昏迷	头晕眼花,健忘,面色淡白或萎黄,唇、睑色淡	五心烦热,午后潮热,盗汗,两颧发红
脉象	脉虚	脉微细	脉微细欲绝	脉细弱	脉细数
舌苔	舌淡,苔白	舌淡胖,苔白滑	舌质淡紫青滑	舌淡	舌红少津

(2)心病辨证实证表

临床证候类别＼属性	心病实证			
	心脉瘀阻	寒凝心脉	痰迷心窍	痰火扰心
共同症状	心胸痛引肩背或内臂,时作时止		喉中痰鸣,神识不明	
自有特征	痛如针刺	胸突发剧痛,得温痛减,畏寒肢冷	面色晦滞,表情淡漠,脘闷恶心,或突然昏仆,不省人事,口吐涎沫	发热气粗,面红目赤,躁狂谵语,心烦失眠,痰黄稠,便秘、尿黄
脉象	脉细涩或结代	脉沉迟或沉紧	脉滑	脉滑数
舌苔	舌紫暗或见瘀斑、瘀点	舌淡,苔白	舌苔白腻	舌红,苔黄腻

（3）肺病辨证虚证表

临床证候类别 \ 属性	肺病虚证		
	肺气虚	肺阴虚	肺阳虚
临床表现	咳喘无力,气短不足以息,动则尤甚,痰清稀,面色淡白,声音低怯,神疲体倦,自汗畏风,易于感冒	干咳无痰,或痰少而黏不易咯出,甚至痰中带血,口燥咽干,声音嘶哑,形体消瘦,五心烦热,午后潮热,盗汗,颧红	面色晦暗或苍白,咳喘无力,痰白清稀状如泡沫,气短乏力,胸闷,畏寒肢冷,或头面四肢微肿
脉象	脉虚	脉细数	脉虚缓或迟而无力
舌苔	舌淡,苔白	舌红,少苔	舌淡暗胖嫩,苔白滑

（4）肺病辨证实证表

临床证候类别 \ 属性	肺病实证					
	风寒犯肺	风热犯肺	燥邪犯肺	痰湿阻肺（支饮）	痰热壅肺	肺热炽盛
临床表现	咳嗽气喘,咯痰色白而稀,微恶寒发热,鼻塞流清涕,身痛无汗	咳嗽,咯痰黄稠,发热微恶风,鼻塞流黄浊涕,咽痛口渴	干咳无痰,或痰少难咯,甚则胸痛,痰中带血,咽干口燥,发热微恶风寒,头身酸痛	咳嗽痰多,色白易咯,胸闷,气喘,痰鸣,甚则张口抬肩,不能平卧	咳嗽,痰黄而黏,或咳脓血臭痰,壮热烦渴,胸痛鼻扇,尿黄便干	发热,面赤,气粗,咳嗽,气喘,胸痛,咽喉肿痛,尿黄便干
脉象	脉浮紧	脉浮数	脉浮数或浮紧	脉滑	脉滑数	脉数
舌苔	舌苔薄白	舌尖红,苔薄黄	舌红苔薄白,或薄黄而干	舌淡,苔白腻	舌红,苔黄腻	舌红,苔黄

（5）脾病辨证表

临床证候类别\属性	脾病辨证					
	脾气虚	脾虚下陷	脾不统血	脾阳虚	寒湿困脾	湿热蕴脾
临床表现	纳呆腹胀，大便溏薄，少气懒言，倦怠乏力，面色萎黄	除具有脾虚证表现外，尚有头晕目眩，脘腹坠胀，便意频数，肛门重坠，或久泻久痢，或脱肛、胃下垂	除具有脾虚证表现外，尚有面色无华，并见出血（如便血、尿血、肌衄、齿衄等）	纳呆腹胀，脘腹冷痛绵绵，喜温喜按，泛吐清水，口淡不渴，形寒肢冷，或见肢体浮肿	脘腹痞闷，重则胀痛，纳呆便溏，泛恶欲吐，口淡不渴，头身困重，或身目发黄，其色晦暗如烟熏	脘腹痞闷，呕恶纳呆，肢体困重，小便黄短，大便溏泻不爽，或身目发黄，其色鲜明如橘，或身热汗出肤痒
脉象	脉缓弱	脉弱	脉细弱	脉沉迟无力	脉濡缓	脉濡数
舌苔	舌淡，苔白	舌淡	舌淡，苔白	舌淡胖，有齿印，苔白滑	舌淡胖，苔白腻	舌红，苔黄腻

（6）肝病辨证表

临床证候类别\属性	肝病辨证				
	肝郁气滞	肝火炽盛	肝胆湿热	肝阴（血）虚	肝阳上亢（肝阳化风）
临床表现	胁肋胀闷窜痛，易怒，善太息	头晕胀痛，面红目赤，口苦咽干，急躁易怒，胁肋灼痛，尿黄便结	胁肋胀痛灼热，腹胀口苦泛恶，大便不调，小便短赤，身目鲜黄如橘色	眩晕耳鸣，两目干涩，视物模糊，爪甲不荣，或见肢体麻木，手足震颤，肌肉眴动	眩晕耳鸣，面红目赤，急躁易怒，失眠多梦，头重脚轻，腰膝酸软，甚则突然昏倒，不省人事
脉象	脉弦	脉弦数	脉弦数或滑数	脉细数	脉弦数
舌苔	舌淡红，苔薄白	舌红，苔黄	舌红，苔黄腻	舌红，少津	舌红，苔少

（7）肾病辨证表

临床 属性 证候 类别	肾病辨证			
	肾精不足	肾阳虚	肾阴虚	肾气不固
临床表现	发育迟缓,囟门早闭,智力低下,身材矮小,动作迟钝,骨骼痿软	腰膝酸软,畏寒肢冷,面色淡白,神疲乏力,大便稀溏,五更泄泻,小便清长,夜尿多	腰膝酸软,眩晕耳鸣,失眠多梦,潮热盗汗,五心烦热,咽干颧红	腰膝酸软,神疲乏力,小便频数或尿后余沥不尽,遗尿,小便失禁,夜尿多。脱肛,大便失控
脉象	脉细弱	脉沉细无力	脉细数	脉弱
舌苔	舌淡	舌淡,苔白	舌红,少苔	舌淡,苔白

（8）胃病、小肠病辨证表

临床 属性 证候 类别	辨证分型				
	食滞胃脘	胃热炽盛	寒凝胃脘	胃阴不足	小肠实热
临床表现	脘腹胀痛,吞酸嗳腐,呕吐酸腐食物,吐后痛减,或腹痛泄泻,泻后痛减,泻下物酸腐臭秽	胃脘灼痛,吞酸嘈杂,食入即吐,口臭,渴喜冷饮,便秘尿黄,消谷善饥,或牙龈肿痛溃烂,齿衄	胃脘冷痛,甚至剧痛,得温痛减,恶心欲吐,口淡不渴或口泛清水,形寒肢冷	胃脘隐隐灼痛,饥不欲食,口燥咽干,干呕呃逆,大便干结,小便短少	心烦失眠,面赤口渴,口舌生疮,溃烂灼痛,小便赤涩,尿道灼痛,尿血
脉象	脉滑	脉滑数	脉迟或弦	脉细数	脉数
舌苔	舌苔厚腻	舌红,苔黄	舌淡,苔白滑	舌红,少津	舌红,苔黄

（9）大肠病、膀胱病、胆病辨证表

临床证候类别＼属性	辨证分型				
	大肠湿热	肠热腑实	大肠虚寒	膀胱湿热	胆郁痰扰
临床表现	腹痛，下痢脓血，里急后重或暴注下泻，色黄臭秽，肛门灼热，小便短赤，发热，烦渴	日晡潮热，脐腹胀痛，大便秘结，或热结旁流，或神昏谵语，狂乱不眠	大便失禁，利下无度，甚则脱肛，伴腹部隐痛，喜温喜按，畏寒肢冷	尿频尿急，尿道灼痛，小腹胀痛，小便短赤或浑浊，或尿血，或尿中见砂石，或伴有发热，腰痛	胆怯易惊，惊悸不宁，烦躁不安，失眠多梦，眩晕耳鸣，胸胁满闷，口苦欲呕
脉象	脉滑数	脉沉实或滑数	脉沉弱	脉滑数	脉弦数
舌苔	舌红，苔黄腻	舌红，苔黄燥	舌淡，苔白滑	舌红，苔黄腻	舌红，苔黄腻

（10）卫气营血辨证表

临床证候类别＼属性	辨证分型			
	卫分证	气分证	营分证	血分证
临床表现	发热，微恶风寒，伴头痛、鼻塞、口干微渴、咳嗽、咽喉肿痛	发热，不恶寒反恶热，心烦，口渴，汗出，尿赤	身热夜甚，口不甚渴或不渴，心烦不寐，甚或神昏谵语，斑疹隐隐	身热夜甚，烦热躁扰，甚则昏狂谵语，斑疹显露，色紫或黑，吐血、便血、尿血
脉象	脉浮数	脉数	脉细数	脉细数
舌苔	舌边尖红，苔薄白或薄黄	舌红，苔黄	舌红绛	舌质深绛

（11）气血辨证表

临床证候类别\属性	辨证分型				
	气滞	血瘀	血热	气滞血瘀	气血两虚
临床表现	局部或全身胀痛、痞闷，时轻时重，走窜不定，按之无形，常因不良情绪诱发或加重	局部刺痛，痛处不移而拒按，常夜间加重，或有肿块质地较硬，推之不移。面色紫暗，爪甲青紫	咳血、吐血、鼻衄、齿衄、尿血、便血、肌衄，血色鲜红质稠，身热夜甚，面红目赤，口干尿赤，甚至神昏谵语	胸胁胀闷，走窜疼痛，性情急躁，胁下痞块，刺痛拒按	面色淡白无华或萎黄，气短懒言，眩晕心悸，神疲乏力，失眠健忘，唇爪色淡，自汗
脉象	脉弦	脉涩	脉滑数	脉涩	脉细弱
舌苔	舌淡红，苔薄白	舌质紫暗，或有瘀斑点	舌质红绛	舌紫暗，或有瘀点瘀斑	舌淡而嫩

（12）痰饮辨证表

临床证候类别\属性	辨证分型				
	痰结局部	痰饮（饮停胃肠）	溢饮（饮停四肢）	悬饮（饮停胸胁）	支饮（痰湿阻肺）
临床表现	梅核气，瘿瘤、瘰疬，肢体麻木，半身不遂，痰核，乳癖	呕吐清稀涎水，脘痞腹胀，胃脘振水音，肠鸣辘辘，大便泄泻，或腹部胀大，按之有波动感如水囊，叩之音浊	水肿，按之肌肤凹陷而不能即起，小便短少，当汗出而不汗出，肢体疼痛	胸胁饱满胀痛，按之有波动感，咳唾、转侧则痛剧	咳嗽痰多色白清稀易咯，胸闷气喘痰鸣。甚则张口抬肩，不能平卧
脉象	脉弦或滑	脉濡或滑	脉滑或弦滑	脉弦紧或弦滑	脉滑
舌苔	舌苔白腻	舌淡，苔白	舌淡，苔白腻	舌苔白腻	舌淡，苔白腻

第三章

推拿手法和穴位

推拿手法和穴位的选择是推拿治病的重要环节。孙老在推拿手法和穴位的选择上有自己的特点,这些手法的选用都是孙老多年临床经验的积累,操作简单且疗效显著。书中穴位和手法的操作描述为常规操作手法,医者在临床治疗时,可根据操作习惯稍加调整。

小儿推拿是医者用手在婴幼儿体表一定的部位或穴位上,施行推、按、揉、运等有规律的操作方法,以达到治病的目的,属中医外治法。因此用推拿治病时,手法操作和穴位的认知尤为重要。

孙老特别强调手法的练习,为了达到手法轻重适度、刚柔得体、动作灵活自如的要求,学习者需要持续不断地练习,练习时以推法、摩法为主,孙老对摩法的要求尤严。孙老常以他随师练习时的要求为主导,他说老师要求他用充气的猪膀胱作为教具,身体必须端坐,两脚分开与肩同宽,一手扶膀胱,一手由下而上、由右而左、由上而下、由左向右,先重后轻,再由轻而重地用掌心持续不断地摩动,周而复始。练习时要求肩关节放松,肘关节屈曲,腕关节微曲,身体可随手的位置不同而做轻微调整,两手交替练习。

本人在治疗先天性巨结肠时曾向孙老师请教,他给我示范时讲,从右下腹开始(升结肠部)重按一下接着向上摩要轻些,到结肠曲(横结肠开始部)再用力,然后轻,到左侧降结肠开始处再重,然后再轻,到降结肠下段再重再向右段轻些,就这样周而复始。明代周于蕃曰:“按而留之,摩以去之。”又曰:“急摩为泻,缓摩为补。”对大多数疾病宜遵循《石室秘录》中“摩法不宜急,不宜缓,不宜轻,不宜重,以中和之义施之”的原则。

在临床上,孙老主张用小儿推拿八法,即推、按、掐、揉、运、搓、摇、摩。但临床上拿法也是不可缺少的手法之一,他常拿的穴位有百虫、膝眼、委中、前承山、后承山、仆参、昆仑、解溪、肚角等,特别是在处理先天性巨结肠、顽固性便秘等病时,他选用肚角穴操作的方法为拿法,操作较独特。双手拇指面置于穴位上,而双手的中指指面置于小儿背部与腹结穴相对处,拇指及中指相对用力对合,拿到一定程度后同时向两外侧拿动,但用力一定要在患儿能耐受范围之内,此法治疗腹胀、便秘及巨结肠的效果明显。因此本人认为孙老的八法之外的拿法也很重要,是须精通的手法。

孙老常用穴位,头面部穴位以四大手法为常规、必用之法,耳风门穴应用运法时向前为补、向后为泻,在其他书籍中少有提及,运此穴可治疗惊风抽搐、口眼歪斜、耳鸣、耳聋、恶寒、齿痛,并可通鼻窍堵塞。躯干部穴位孙老用推揉膻中穴很有特色,此穴在两乳中间凹陷中,操作分三步,即先用两手四指扶住患儿两胁,两拇指面同时于膻中穴向左右分推 20 ~ 30 次,再以食、中二指面由胸骨柄推向膻中穴,最后以中指或食指指面按揉膻中穴,以此法治疗喉鸣、痰喘、咳嗽、膈胀、嗳气、呕吐等。随着病情的变化,孙老特别增加分推八道,即第 1~第 5 肋间隙左右共八道,增强了开胸顺气、止咳化痰的疗效。腹部有一个常用穴即是肚角。该穴的部位在脐旁 2 寸下 2 寸。操作的方法,医者以两手拇、食、中三指向深处拿之,可以治寒热腹痛、腹胀、泄痢、便秘等。推天柱骨可以治疗呕吐、发热、泄泻、惊风、两目上视、角弓反张、颈项挛急等症。操作的方法,医者左手扶患儿之前额,右手拇指或食指从身后第 1 颈椎上入发际 1 寸处直推到大椎穴。分推肩胛骨可疏风散寒、宽胸理气,咳嗽、气喘、肩背强硬不适均宜用此手法。上肢部穴推指三关主治寒热泄痢。孙老认为推此穴能和血通关、平肝胆之火。天门入虎口,古书中常出现,但临床应用者甚少,此穴能益气和血健脾,主治寒热泄泻、痢疾、腹痛等。推上肋弓骨专治小儿麻痹症、上臂不能抬举。下肢部推拿中治疗尿潴留主要用推箕门一穴,操作简单疗效快,并作为外科术后尿潴留治疗的常规手法。

此外,孙老的复合手法操作刚柔并济、潇洒大方。其中不乏有抢救功用的凤凰展翅法,通关顺气、补血宁心的赤凤点头法,定惊悸、除寒积的猿猴摘果法,开胸利气、通便退热的苍龙摆尾法,镇惊定抽、调和气血的二龙戏珠法,开积聚、化痰涎的按弦走搓摩法,能行一身之气的飞经走气法等十三大手法。孙老每张处方中必有两三种大手法,如为每个病人推拿将结束时必做摇肘肘(肘肘:"肘"音 dǒu。肘肘,位于肘尖部,即尺骨鹰嘴部)法,他认为这是顺气和血、疏通经络的关键之一;另外,按肩井法能通行一身之气,诸症推毕必以此法收之。因此,孙老的十三大手法其实是他实际应用的手法。

一 小儿推拿常用手法

1. 推法

清代熊运英说:"凡推展向前者,必期如线之直,毋得斜曲,恐伤动别经而招患也。"其法通常是以医者的拇指或食指、中指着力于患儿身体表面应推的部位,做上下前后或左右推动,但应如线之直,勿得斜曲。

按语

孙老认为推法操作有方向不同,如上下、左右,上下即应用于线状部位,大部分是用食指和中指面并拢,向上推如推三关、天河水,向下推如退六腑、推天柱骨等,与补泻有明确关系,属于直推法之一,而手部的经穴可用拇指面做直推。左右推是以两手拇指面自一穴向左右推去(← →; ∧),又可称分推法,在书中有分手阴阳、推坎宫、分腹阴阳等;而用两手拇指面自两侧向中间合拢之法(→ ←)在其他书中常称为合法(即合推法)。于前胸后背的推法既可用拇指直推,亦可用食指、中指直推。孙老常说:"小儿推拿医师,手法极为重要。"因此推拿手法要求操作着实、有力(根据体质的强弱、年龄的大小、病情的轻重,用力只是不能漂浮的意思),方向分明,姿势端正。他在应用推法时善用拇指桡侧面或食指、中指面并拢,操作压力均匀,行如直线。

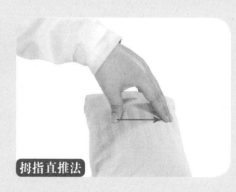

拇指直推法

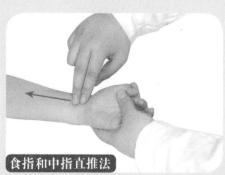

食指和中指直推法

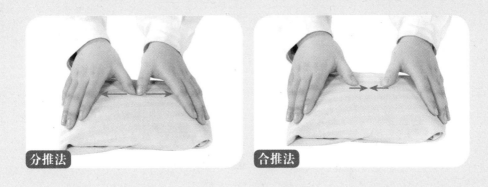

分推法　　　　　合推法

2. 按法

明代周于蕃说:"按字,从手从安,以手探穴而安于其上也。俗称推拿,拿,持也,按即拿之说也。"其法通常是医者用拇指面在所选定的部位上直按之,或将拇指背屈而按之,或两指相对合按之等。如在胸腹部位则应以掌心按之为宜。

按语

按法通常是医者的拇指面,或中指端,或掌心着力于受术部位或穴位上,做有节律的按压动作。用指压称指按法,要领是手握空拳状自然屈曲或放松,拇指或中指伸直,指面指端着力,在穴位或受术部位上逐渐向下用力,按而留之,逐渐放松。用掌压称掌按法。按法操作简单,有较好的疏通经络、行气活

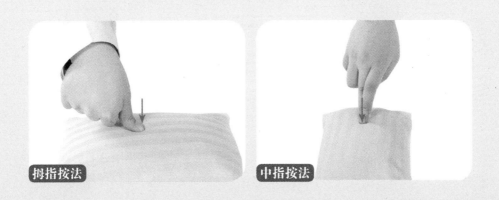

拇指按法　　　　　中指按法

血、止痛的作用。指按接触面积小，刺激较强，用于腧穴或压痛点的操作；掌按接触面积大，压力大而刺激缓和，用于胸、腹、腰背及四肢部，操作时用力要由轻到重，逐渐加压，按而留之，不可突然松手。孙老在应用按法时常与其他手法相结合，如

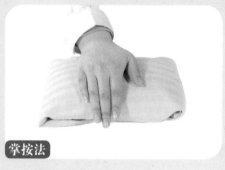

掌按法

按揉、按摩、按搓、掐按等，不但节省时间，还能增强手法效应，提高了疗效并缩短了疗程。

3. 掐法

周于蕃说："掐由甲入也。"夏禹铸说："以掐代针也。"其法是医者用拇指甲或其他指甲，在所选定的部位上掐之，使其产生麻胀感觉，从而起到行气血、通经络的作用，但必须以患儿能够忍受为度。临床上遇见久病且病势较重的小儿先掐人中以试之。如当即有哭声，而且哭声清脆的，其病易治；如无哭声或哭如鸦声的，其病难治。

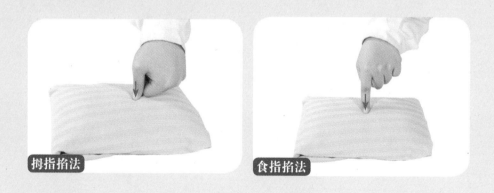

拇指掐法

食指掐法

按语

孙老所处的年代，惊风患者多，所治病多是急惊风、慢惊风，所以推拿又有掐惊之称，可掐的穴位或部位非常广泛。所掐的穴位都是敏感的重要穴位，目的是要开窍醒神、回阳救逆、祛风散寒、兴奋神经，用最快的速度让昏迷不

醒的患儿苏醒。孙老说掐是以指代针,决不能掐破皮肤,一般掐后要加以揉法,以缓解疼痛,操作时应正确定位,不论拇指或食指掐均宜垂直平稳用力,由轻渐重,不可滑动,一般掐后苏醒即止,不必反复操作。他经常举例说,他从师出徒后曾给一患儿掐二扇门,用力稍大,患儿感痛,猛一抽手把二扇门穴部位的皮肤划破两道,他不明白,便去问老师,林老师说:是因为没有采用固定手法。他从此接受了教训,逢掐必用固定手法。

4. 揉法

周于蕃说:"揉以和之。揉法以手宛转回环,宜轻宜缓,绕于其上也。"这种方法,可以和气血,活经络,开脏腑之闭塞。操作时,医者通常以拇指或食指、中指的正面,在选定的部位上轻缓揉之,受术部位较大时可用掌揉。

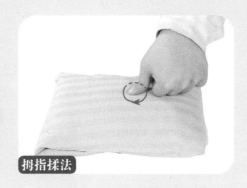

拇指揉法

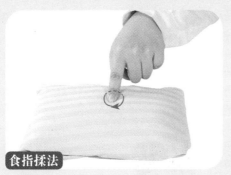

食指揉法

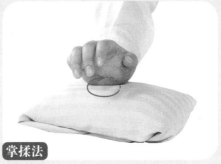

掌揉法

按语

孙老临床用揉法善于与按法、推法、掐法、拿法结合,施用以按揉、推揉、掐揉、拿揉之法。在躯干部穴位操作时,两手拇指先分推或直推,而后配以拇指或食指的揉法;在柔软处则以拇指面做向内(补)、向外(泻)的旋转揉法;穴位或痛点专用揉法;急救配以按法或掐法。孙老认为这种方法能治惊风、目上视、目下翻,并能清膀胱之热,通利小便,止痛祛瘀。此外,如果揉法受术部位较大,如腹部、胸部等,可以用全掌或掌根着力置于其上,带动皮下组织做环形揉动,要求操作沉稳,不宜过快,不能与皮肤产生摩擦。揉法操作时要求吸定治疗部位,不要在皮肤上摩擦,动作要均匀连续、协调而有节奏。

5. 运法

周于蕃说:"运则行之。"其法通常是医者以拇指,或食指和中指的指面,在选定的部位上,宜轻不宜重,宜缓不宜急,做周而复始的旋绕运动。这种方法,有使血脉流动、筋络宣通、气机冲和的功效。

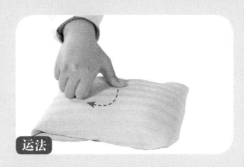

运法

按语

运法通常是医者用拇指或食指和中指指面,在穴位处做弧形或环形运动的手法。操作时指面一定要贴紧受术部位,宜轻而不宜重,宜缓而不宜急,指端在体表穴位上做旋转移动,不带动皮下组织。本法有调和阴阳、理气和血、舒筋活络的作用,在头面部及手部应用较多。本法操作较推法和摩法轻而缓慢,而运法的方向与补泻有关,故使用时可视病情而定。

6. 搓法

周于蕃说:"搓以转之。"其法通常是以医者的拇指在患儿皮肤表面选定的部位上,往来旋转地搓摩,或拇指、食指相对合搓。此法常用于患儿的四肢部。若施之于腹部,则宜以掌心搓之。

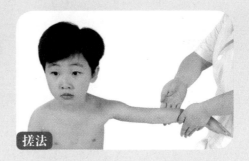

搓法

按语

　　搓法是用双手掌或指面夹住选定部位来回搓动的手法。在肢体操作可用两手掌夹住上肢或下肢做相对搓动，同时上下移动。孙老在临床常用拇指和食指搓患儿五经穴，并认为五指属五脏，搓动后能动其气机；又常用拇指和中指面搓患儿食指掌面即风关、气关、命关，认为此最能化痰；而最善用的是搓摩胁肋，又称按弦走搓摩，操作时以两掌分别按于左右两胁，由腋下搓摩至肚角处，反复进行。小婴儿可仰卧于床，双手摊开，医者站患儿一旁以食指、中指、无名指、小指四指并拢自腋下至肚角处操作；若幼儿可独坐，使其两上肢搭在头部，医者可取站或坐姿在患儿正面或背后以双手虎口插入其腋下，双掌紧贴两胁自上而下反复搓摩。临床上常用于肺、脾、心部位疾病引起的气机不畅，故认为此法有顺气化痰、除胸闷、开积聚的作用。操作时应注意动作要轻松灵活，对所夹的部位不能太紧，搓动要快、移动要慢，不能屏气。

7. 摇法

　　周于蕃说："摇则动之。"又说："寒证往里摇，热证往外摇。"其法通常是医者以手捧住患儿的头部或揞住四肢关节部，做上下或左右的摇动。这种方法，可以起到活经络、和气血的作用。但动作宜轻，手法宜稳，至于里摇外摇则应根据病情灵活运用。

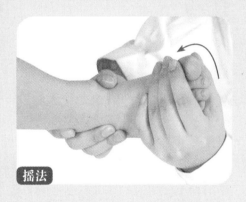

摇法

按语

　　摇法即用一手握住（或扶住）被摇关节近端肢体，另一手扶住关节远端的肢体，做缓和回旋的转动。明清以来已被广泛地用于防治小儿疾病的复式操作手法中，如赤凤点头、苍龙摆尾、摇肚肘等都有摇的动作。摇法有防治关节酸痛或运动功能障碍的作用，有利关节、通经络、顺气活血之功能。孙老常用的摇肚肘、苍龙摆尾能退热、开胸、通便，赤凤点头能消膨胀、定喘息、通关顺气、补血宁心,凤凰展翅能救暴亡、舒喘胀、除噎膈、定惊安神。摇法不同,各尽其妙。

8. 摩法

周于蕃说:"摩之切之。"《石室秘录》说:"摩法不宜急,不宜缓,不宜轻,不宜重,以中和之义施之。"其法通常是医者用手指或手掌紧按所选定的部位,做适当的揉摩。

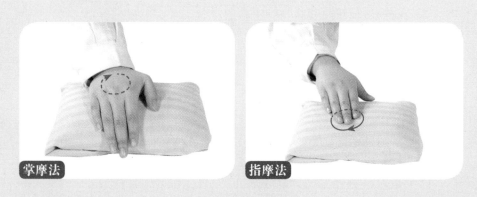

掌摩法　　　　　　　　　指摩法

按语

摩法是用手掌或指面在体表做环形摩擦,其中用指面摩动的称为指摩法,指摩根据取穴的不同,可用中指摩,称为单指摩,食指和中指治疗某部位时称为二指摩,而用食指、中指、无名指施摩于被治疗处时称为三指摩;用掌面着力于体表做环形摩动时称为掌摩法。不论指摩或掌摩,术者应将指面或掌面轻按于受术部位做环形有节律的摩动。要求操作时注意肩、肘、腕关节的协调,沉肩垂肘,腕自然微曲,以肩肘腕带动手指面或掌面做环旋周转。摩法较推则从轻,较运则从重。宜尊《石室秘录》提到"摩法不宜急、不宜缓、不宜轻、不宜重,以中和之义施之"的原则。孙老对摩法特别重视,要求最严,因他从师时用猪膀胱作教具,要求端坐,双膝与座位成90°角,双足踏实于地,然后左手轻抚膀胱,右手从膀胱右侧向上、再由右向左、由左而下以手掌摩之,周而复始,不可间断,练到得意时,端坐的上身随手转的方向轻微晃动,非常入神。练习时要求放松肩关节,肘关节屈伸在120°~150°之间,腕关节微曲,指面或掌吸住所摩的皮肤。我教学时已无猪膀胱可练,直接在人体上练习,不论患者端坐、仰卧、俯卧,医者必须端坐一边,患者姿势放松,充分暴露受术部位,并感到安全、舒适,而医者须操作自然,发力方便,双手交替无障碍,并要求能持久操作,不易疲劳。摩法临床应用范围广,由于刺激柔和适中,适用于全身各部位,如腹部、胁肋、局部肿胀部位等。五官等部位可用单指摩;腹部宜用掌摩,中脘、膻中等部位也可用三指摩或二指摩;指摩面部既可润肤美容,又可治疗小儿鼻炎、面瘫、腺样体肥大等病,做保健时可以配合不同的膏剂,以增强疗效、润滑肌肤。摩腹具有健脾和胃、消食导滞、调节肠胃蠕动、理气解郁等功能,如治疗小儿先天性巨结肠、不完全性肠梗阻、肠套叠等,掌摩随病不同而不同,摩小腹、少腹可治疗小儿尿急、尿频、遗尿等,既有补益肾气的作用,又可以清利下焦湿热。

二　其他手法

1. 抖法

此法是医者用手握住患儿四肢远端微用力做小幅度的上下颤动,使关节肌肉有松动感。以上肢操作为例,操作时病人取坐位,医者站于其前外侧,上身微前倾,用双手握住病人的手腕部(手不能握得太紧),慢慢地向前外侧抬起至适当的角度后,稍微用力做连续的小幅度上下颤动,要领是抖动幅度小、频率快(每分钟200次左右),本法有活血散瘀、消积止痛的作用。下肢操作时,病人取仰卧位,下肢放松。医者站于其足侧,用手握住患儿的踝部,将双腿抬至离床面30厘米高度,然后做上下并兼有内旋的连续抖动,使大腿及髋部有舒适轻松感,下肢操作幅度应比上肢大些,而频率应慢些(每分钟100次左右)。孙老在临床上常将此法用于小儿脑瘫、产伤造成的臂丛神经损伤、小儿麻痹症后遗留的上下肢体瘫痪及由外伤引起的各种肢体疼痛等。

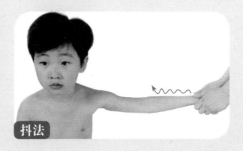

抖法

2. 拿法

此法是医者以拇指与食指、中指相对,捏住某一部位或穴位逐渐用力内收并做持续的揉捏动作。拿法的操作要领是腕关节放松,用指面着力,揉捏动作要灵活、连续,用力由轻到重,再由重到轻。小儿用拿法时通常用拇指、食指、中指三指,可用于颈项部、肩部及四肢部穴位,治疗头痛项强、四肢关节及肌肉酸痛等症。本法有疏通经络、解表发汗、镇静止痛、开窍提神的作用。临床应用时拿后常配合按揉以缓解拿法的刺激。孙老常用拿风池及颈项两

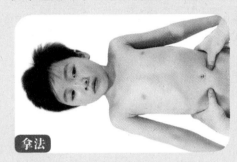

侧治疗风寒感冒引起的头痛、身重、恶寒、汗不出等症。拿肚角治疗寒热腹痛、腹泻、痢疾、先天性巨结肠等。拿百虫、拿膝眼、拿承山、拿委中等是治疗惊风、抽搐等病症的常用手法,并要拿到汗出为止。

拿法

三 常用穴位及推拿手法

本节主要说明常用穴的部位、操作手法以及主治病症等。在手法中提到的推运次数,一般是以年满一岁小儿为治疗对象而确定的,至于次数的多少,还应根据小儿年龄的大小、体质的强弱、病情的轻重而增减。另外,在部位里提到的分寸,是以小儿的"中指同身寸"(即中指中节侧面两横纹间相隔的距离,折作 1 寸)为标准。

头面部

开天门 疏风解表,开窍醒脑,镇静安神。

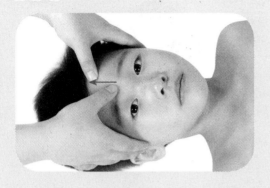 准确
定位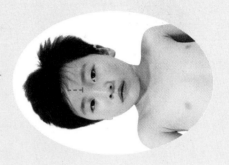

【位置】 天门,即天庭,自眉心至前发际处。

【手法】 令患儿仰卧,医者站于患儿头侧,两手扶住患儿头部,两拇指自眉心起,轮换上推至发际。推30～50次。

【主治】 惊风、惊悸、感冒发热、目上视、风痫、呕吐、头痛、目眩、喘咳。治疗外感发热、头痛等症,多与推坎宫、运太阳等合用,以疏风解表;若治疗惊惕不安、烦躁不宁等症,多与清肝经、清心经、按揉百会等合用,以醒脑安神。对体弱汗出较多、佝偻病患儿应慎用。

运太阳 疏风解表,清热,明目止头痛。

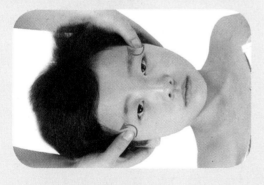 准确
定位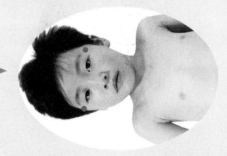

【位置】 在两眉后凹陷中。

【手法】 医者以两手托患儿头部,再以两拇指运之,向前为补,向后为泻。运20～30次。

【主治】 急慢惊风、心热、烦躁、感冒无汗、偏正头痛。若外感表实证用泻法;外感表虚、内伤头痛用补法。

推坎宫　　疏风解表，醒脑明目，止头痛。

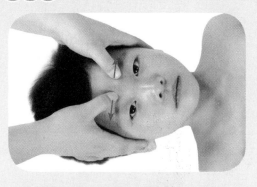 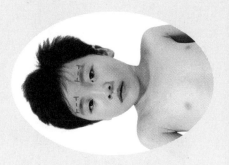

准确
定位

【位置】　坎宫在眉上1寸，直对瞳孔。

【手法】　医者以两手对捧患儿头部，先以拇指掐坎宫一下，再以两拇指自天心向外分推至坎宫。推20~30次。

【主治】　外感发热、目上视、目眵、目痛。治疗外感发热、头痛，多与开天门、运太阳等合用，以疏风解表；若用于治疗目赤痛，多与清肝经、掐揉小天心、清天河水等合用，以清肝明目；若用于治疗近视、斜视、睑废则常与揉睛明、阳白、鱼腰、瞳子髎、四白等合用，以舒筋通络、明目纠偏。亦可推后用掐按法，以增强疗效。

运耳后高骨　　疏风解表，安神除烦。

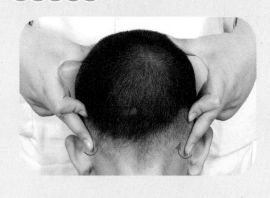 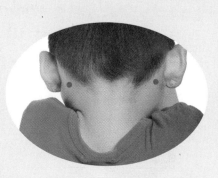

准确
定位

【位置】　在耳后高骨微下处陷中（即耳后高骨下方凹陷处）。

【手法】　医者以两手托患儿头部，再以中指运之，向前为补，向后为泻。运20~30次。

【主治】　惊风抽搐、烦躁不安、外感头痛。若治疗感冒头痛，多与推攒竹、推坎宫、揉太阳等合用；若治疗神昏烦躁等症，多与清肝经、清心经、掐小天心、清天河水合用。

以上四穴"开天门、推坎宫、运太阳、运耳后高骨",称为"四大手法",为孙重三先生创立。孙重三先生将小儿推拿专著中所介绍的头面部推法,经过临床实践,简化为以上四种手法。这四种手法组成了一个推拿成方,用于治疗头痛、头晕、感冒、发热、精神萎靡、惊风等症。如治疗感冒时,以四大手法为基本方,风寒加推三关,风热加清天河水,配方严谨,寒热分明,临证灵活应用,疗效颇佳。

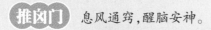 息风通窍,醒脑安神。

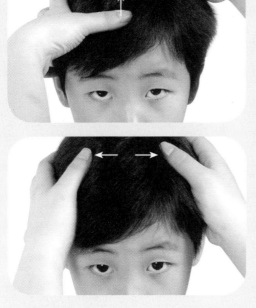

准确定位
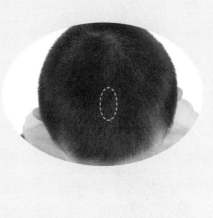

【位置】 在前发际正中直上,当百会前凹陷中。

【手法】 医者以两手扶患儿头部,再以两拇指自发际向上轮换推至囟门,推 30 ～ 50 次。再自囟门向两旁分推,推 20 ～ 30 次。若是囟门未闭的,应推至边缘为宜。

【主治】 惊风、惊痫、抽搐、两目上翻、头痛、头晕、目眩、衄血、鼻塞。治疗头痛、惊风多与开天门合用,以醒脑宁神;治疗鼻塞多与揉迎香、掐年寿合用,以通窍。婴儿在 12 ～ 18 个月时前囟门方能闭合,临床操作时,对囟门未闭者,切不可用力按压。本穴还可用于诊断,囟门凹陷者为气虚,为液脱;囟门隆起者为高热。

掐揉百会　安神镇惊,升阳举陷。

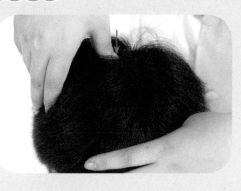 准确定位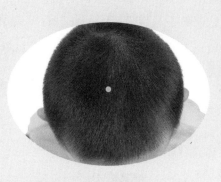

【位置】　在两耳尖直上,头顶中央旋毛中。

【手法】　医者以左手扶患儿头部,再以右手拇指掐之,继以揉之。

【主治】　惊风、惊痫、头痛、目眩、鼻塞、耳鸣、脱肛、遗尿。若治疗惊风、惊痫、烦躁等症,多与清肝经、清心经、掐揉小天心等合用;若治疗遗尿、脱肛等症,常与补脾经、补肾经、推三关、揉丹田合用。

推印堂　开窍提神,除昏迷,止抽搐。

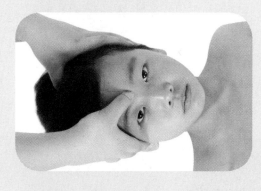 准确定位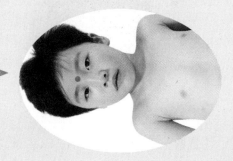

【位置】　印堂,又名眉心,即两眉之中间。

【手法】　医者左手扶患儿头部,右手拇指自眉心向上推至天庭,推 20 ~ 30 次,继以拇指甲掐之。如虚寒证或慢惊风,不掐为宜。

【主治】　惊风、惊痫、目斜眼翻、不省人事。若治疗感冒、头痛用推法,多与开天门、推坎宫、运太阳等合用;若治疗惊厥用掐法,多与掐人中、掐十宣合用。该穴还可作为望诊用。

掐山根　开窍、醒目、定神。

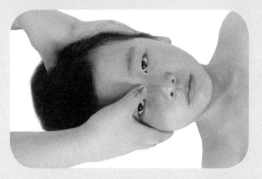

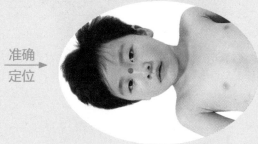

准确
定位

【位置】　在印堂之下，两眼角之中间。

【手法】　此穴不推，专以拇指甲掐之。

【主治】　惊风、抽搐、醒目定神、退热定痉、开关通窍。治疗惊风、抽搐等症，常与掐人中、掐老龙等合用。本穴还可用于望诊以诊断疾病，如山根脉络青色为惊为痛，蓝色为喘为咳，赤灰一团为赤白痢疾，青黑之纹为病久或缠绵难愈之疾。

掐揉准头　祛风镇惊，健脾止血，开窍醒神。

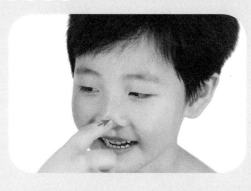

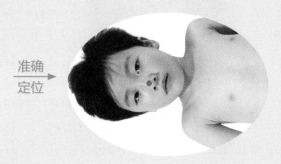

准确
定位

【位置】　在鼻尖。

【手法】　此穴不推，先以拇指或食指指甲掐之，继以揉之。

【主治】　脾虚胃弱、惊风、鼻中息肉、喘急、衄血。本穴治疗惊风，配掐天庭至承浆以祛风镇惊；治疗鼻出血，配掐上星、承浆以止血；治昏厥，配点按内关、足三里以开窍醒神。本穴可用作望诊，若见鼻端深黄色为内热便结。

掐人中　醒神开窍。

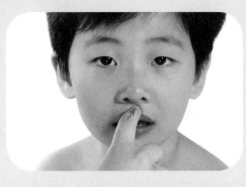

准确
定位

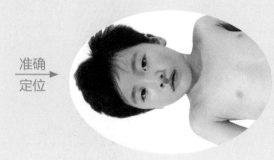

【位置】　在鼻下、唇上之正中，近鼻孔处。

【手法】　医者一手扶患儿头部，另一手以拇指或食指指甲掐之。

【主治】　惊风、昏厥、癫痫、抽搐、唇动、口噤、撮口、面肿、黄疸、水肿。主要用于急救，惊风、抽搐、昏厥不省人事、窒息时掐之多有效，多与掐十王、掐老龙等合用。

掐承浆　开阳提神。

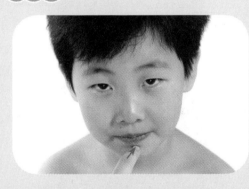

准确
定位

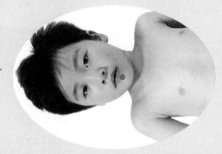

【位置】　在下唇之下凹陷中。

【手法】　医者以一手扶患儿头部，另一手拇指或食指指甲掐之。

【主治】　惊风、抽搐、牙疳、面肿、消渴、口眼歪斜、暴哑不言。承浆为足阳明经与任脉之交会穴，与掐人中相配，可以升阳提神，用于一切昏厥。掐承浆，能治疗惊风抽搐，牙疳面肿；治疗口眼歪斜、面瘫、齿龈肿痛、三叉神经痛、暴哑不语等，常与合谷、地仓、颊车等配伍应用；与推脾经配合可治流涎。

运耳风门　息风止痉,聪耳开窍。

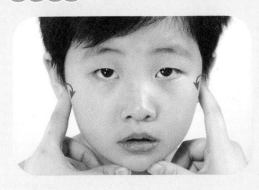　准确定位　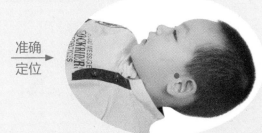

【位置】　在耳珠微前陷中,耳屏上切迹的前方,下颌骨髁状突后缘,张口有凹陷处。

【手法】　医者以两手食指同时运之,向前为补,向后为泻。运 20 ~ 30 次。

【主治】　惊风抽搐、口眼歪斜、耳鸣、耳聋、恶寒、齿痛。运耳风门配合揉承浆、掐人中等治疗惊风抽搐、口眼歪斜;治疗耳鸣耳聋,常配合按揉听宫、听会、翳风以使耳聪;治疗牙痛配合揉颊车、揉丝竹空、揉合谷。

掐风池　发汗解表,祛风散寒通络。

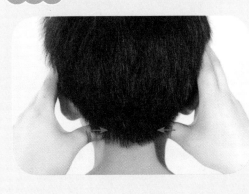　准确定位　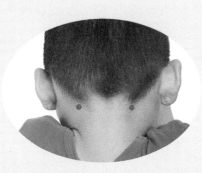

【位置】　位于项部,当枕骨之下,胸锁乳突肌与斜方肌上端之间的凹陷处。

【手法】　医者立于患儿身后,两手四指抚患儿头,两拇指同时于两穴掐之。

【主治】　头项强痛、目眩、鼻衄、热病汗不出。本穴发汗效果显著,往往能立见汗出,若再配合推攒竹、掐揉二扇门等,发汗解表之力更强。多用于治疗感冒头痛、目赤痛、鼻塞不通、发热无汗等表实证;表虚者不宜掐风池。按揉该穴还可治疗项背强痛等症。

躯干部

推揉膻中　宽胸理气，止咳化痰。

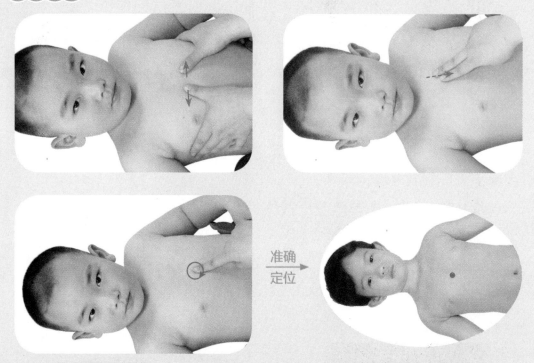

准确
定位

【位置】　在两乳中间陷中，至胸骨柄。

【手法】　医者以两手四指扶患儿两胁。两拇指同时于膻中穴向左右分推 20 ～ 30 次；再以食指、中指由胸骨柄向下推至膻中穴，推 20 ～ 30 次；最后以中指或食指按揉膻中穴。

【主治】　喉鸣、痰喘、咳嗽、膈胀、嗳气、呕吐。对各种原因引起的胸闷、吐逆、痰喘、咳嗽均有效。治疗呕吐、呃逆、嗳气常与运八卦、横纹推向板门、分腹阴阳等合用；治疗咳喘常与推肺经、分推肺俞等合用；治疗痰吐不利常与揉天突、按弦走搓摩、按揉丰隆等合用。

掐揉乳旁　宽胸理气,止呕。

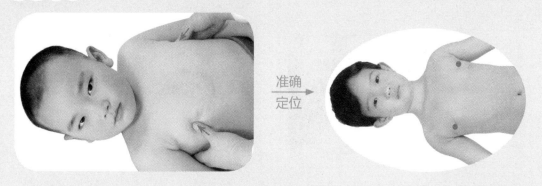

准确
定位

【位置】　在两乳之外方约 1 寸处。

【手法】　医者以两手四指扶患儿两胁,再以两拇指同时掐之,继以揉之。

【主治】　胸闷、呕吐。本穴配推揉膻中、揉肺俞、揉中府、揉云门,对痰涎壅塞而致肺不张有效。治疗呕吐可配合横纹推向板门、清胃经等。

揉中脘　健脾和胃,消食,降逆。

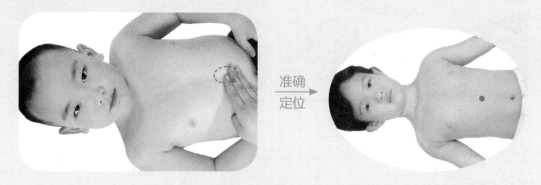

准确
定位

【位置】　位于脐上 4 寸,胸骨下端剑突至脐连线中点,又指中脘部。

【手法】　令患儿仰卧,医者以右手四指按而揉之。揉 100 ~ 200 次。

【主治】　伤寒发热、呕吐、泄泻、气喘、腹痛、腹胀、食不消化等症。常用于治疗消化系统疾病,揉、摩中脘能健脾和胃、消食和中,主治腹泻、呕吐、腹痛、腹胀、食欲不振等,多与按揉足三里、推脾经等合用。推中脘自上而下操作,有降胃气的作用,主治胃气上逆、嗳气呕恶,常配合横纹推向板门;自下而上操作,有涌吐作用,临床少用。

分推腹阴阳 降逆止呕、和胃消食。

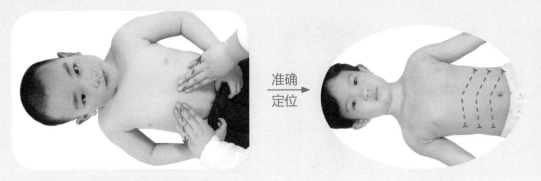

准确
定位

【位置】 在中脘穴与两胁下之软肉处。

【手法】 医者以两手四指自中脘穴向两旁斜下分推之。推 50 ~ 100 次。

【主治】 身热腹胀,停乳积食,胸闷,消化不良,以及伤食、呕吐、恶心、腹胀等症。

拿肚角 止痛,导滞,散寒消积。

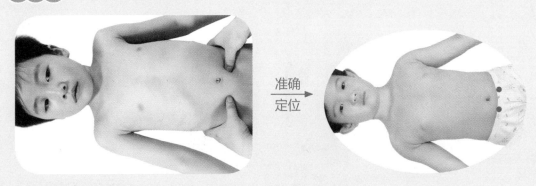

准确
定位

【位置】 在脐之两旁,两肋弓直下。

【手法】 医者以两手拇指、食指、中指三指配合应用,向深处拿之,同时向偏内上方做一推一拉、一紧一松的轻微动作。

【主治】 寒热腹痛,泄痢等症。本穴是止腹痛的要穴,主治受寒、伤食引起的腹痛、腹泻,及其他各种原因引起的腹痛,若配一窝风可加强止痛效果。

孙重三先生的操作方法有自己的特色,是以两手拇指、食指、中指配合应用,操作时患儿仰卧,医者站于患儿左侧,医者双手拇指置于肚角穴上,而双手食指、中指两指置于腰背部与肚角相对的位置,然后两手相对用力拿住肚角穴,做一提一紧、一拉一松的动作,反复操作以患儿能耐受为度,用于治疗腹胀、腹痛、泄泻、痢疾及小儿先天性巨结肠。

摩神阙 顺时针摩为补,可温中补虚;逆时针摩为泻,清热消滞化食。

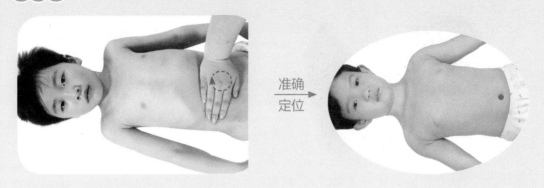

准确
定位

【位置】 神阙即肚脐。

【手法】 令患儿仰卧,医者以手掌心,按患儿肚脐,揉摩 100 ~ 200 次。

【主治】 大便燥结、食积肠鸣、乳食停滞、腹胀作痛,宜用泻法;飧泻、水泻、伤食泄泻、疳积、暑泻、虚寒腹痛,宜用补法。孙重三先生摩神阙与众不同,是以掌心按穴,在腹部分四步旋转揉摩。逆时针方向转为补,摩时左侧上摩及上腹横摩轻,右侧下摩及下腹横摩重;顺时针方向转为泻,用力大小及方向与补法相反。这种补泻方法效果显著,补法用于虚寒证,揉摩后有发热的感觉;泻法用于实热证,揉摩后有肠鸣、矢气、舒畅的感觉。此法对呕吐、腹泻、厌食、疳积、腹痛等症有较好的治疗效果。

揉肺俞 调肺气、补虚损、止咳嗽。

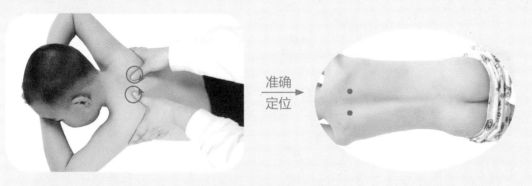

准确
定位

【位置】 第 3 胸椎棘突下,后正中线左右各旁开 1.5 寸。

【手法】 医者以两手四指扶患儿胁下,再以两手拇指按穴上揉之。揉 100 ~ 200 次。

【主治】 肺热、气短、喘促胸闷、郁火结胸、感冒咳嗽等症,宜用泻法(向外揉为泻)。久咳肺虚各症,宜用补法(向里揉为补)。用于治疗呼吸系统疾病,常与推肺经、揉膻中等配伍;治疗久咳不愈加补脾经,以培土生金;气阴两伤,可配合补肾经、揉二马等,效果更佳。

推天柱骨　息风止痉,止吐。

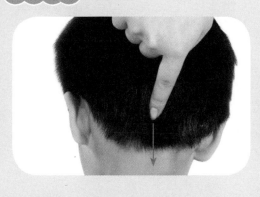

准确
定位

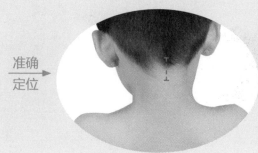

【位置】　在项后第1颈椎上入发际1寸处。

【手法】　医者以左手扶患儿前额,右手拇指或食指自后发际上1寸处向下推至大椎穴。推20～40次。

【主治】　惊风、两目上视、角弓反张、颈项强急、喘促吐泻。本穴对各种原因引起的呕吐都有很好的治疗效果。孙重三先生的操作部位是项后第1颈椎入发际1寸处至大椎穴成一直线,是用拇指面或食指面做自上而下的直推为主。孙重三先生治呕吐,以推天柱骨配运八卦为主,伤食加分推腹阴阳,运板门;脾虚加补脾经;湿热加清天河水,推箕门;寒吐加推三关等。

分推八道　理气、化痰、止咳。

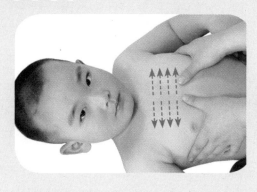

准确
定位

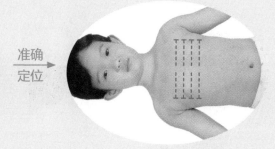

【位置】　在胸部两侧第1～5肋间隙。

【手法】　医者以两手拇指桡侧缘,自胸骨柄起,沿第1～5肋间隙向左右分推,再配合推揉膻中。推20～50次。

【主治】　咳嗽、胸闷、气喘。外感咳嗽、内伤咳嗽、痰壅喘鸣、胸闷等都可应用,本穴配推揉膻中,理气止咳化痰的作用更佳。

揉运膀胱　调膀胱，利小便。

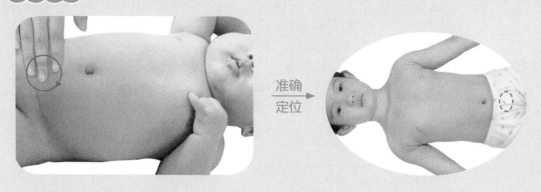

准确
定位

【位置】　尿闭时，小腹高起处。

【手法】　操作时令患儿仰卧，两腿伸直，医者站在患儿左侧，左手扶患儿膝部，右手食指、中指、无名指三指末端按于穴上，慢慢地向左向右揉运各 200 ～ 300 次。揉运时要求手法宜轻、宜缓，以患儿能忍受为度。

【主治】　临床上应用此法配合推箕门，治疗小儿尿闭、手术后尿闭，均有良好效果。

上肢部

推肝经　清肝经能平肝泻火、息风镇惊、解郁除烦、和气生血。

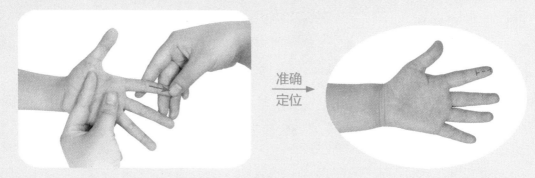

准确
定位

【位置】　在手食指掌面末节。

【手法】　医者先以左手握住患儿手，然后再以右手拇指自食指掌面末节指纹向指尖推为清，反之为补肝经。推 100 ～ 200 次。

【主治】　惊风目赤、烦躁不宁。治疗惊风抽搐、烦躁不安、目赤肿痛、五心烦热等症，多与清心经、掐揉小天心、补肾经、退六腑合用。肝经宜清不宜补，若肝虚应补，则须补后加清或以补肾经代之，称为滋肾养肝法。

推肺经 清法能宣肺清热、疏风解表、止咳化痰。补法能补益肺气。

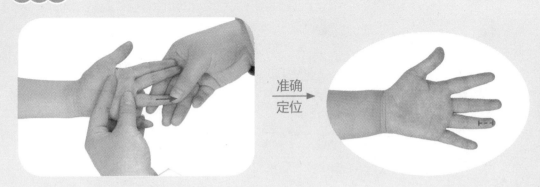

准确
定位

【位置】 在无名指掌面之末节。

【手法】 医者左手握住小儿手,再以右手拇指推之。自无名指掌面末节指纹向指尖推为清,反之为补。推100～200次。

【主治】 急惊、肺热、胸满、喘促、痰咳、鼻干、气闷。凡肺经实热者宜清;虚寒者宜补。治疗感冒发热、咳嗽气喘、痰鸣、鼻干、鼻流浊涕等症,多与清天河水、退六腑、运八卦等合用。治疗肺气虚损、少气懒言、面白、自汗、盗汗、遗尿、脱肛、大便秘结等,多与补脾经、推三关、揉二马等合用。

推肾经 补法能滋肾壮阳、强壮筋骨。清法能清利下焦湿热。

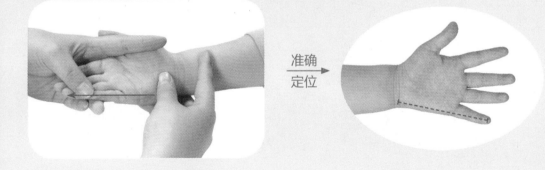

准确
定位

【位置】 在手小指掌面,稍偏尺侧,自小指尖至阴池。

【手法】 医者先以左手握住患儿手,再以右手拇指,从患儿小指尖推到阴池为清肾水,由阴池推到小指尖为补肾水。推100～200次。

【主治】 膀胱蕴热、小便不利、腹胀泄泻、小肠疝气等症,宜清。先天不足、久病虚弱、面黑睛暗、肾亏骨软等症,宜补。治疗先天不足、久病体虚、五更泄泻、久泻、遗尿、喘息等,多与补脾经、揉二马、推三关等合用。治疗膀胱蕴热、小便赤涩、腹泻、小儿肾炎等,多与掐揉小天心、清小肠、推箕门等合用。

推脾经　补法能健脾胃、补气血。清法能清热化湿、利痰止呕。

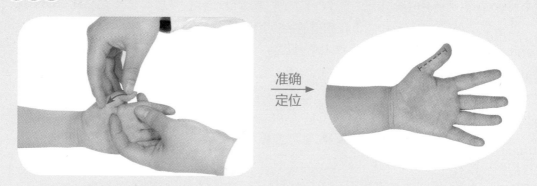

准确
定位

【位置】　在拇指桡侧自指尖至指根处。

【手法】　推脾经,也称推脾土。医者以左手握住患儿的手,使患儿拇指微曲,再以右手拇指自患儿拇指尖推向指根为补;将患儿拇指伸直,自指根推向指尖为泻。推 100 ～ 200 次。

【主治】　急热惊风、伤乳伤食、吐哕嗳气、少食多睡、昏迷喘促。不思饮食、腹胀、疳积、腹痛、飧泻、水泻、元气虚弱、自汗盗汗、身瘦无力。凡实热各症,均宜用泻法。凡脾胃虚寒各症,均宜用补法。治疗脾胃虚弱、气血不足引起的腹泻、食欲不振、消化不良、肌肉消瘦等症,多与推三关、捏脊、运八卦等合用。治疗湿热熏蒸、皮肤发黄、恶心呕吐、腹泻、痢疾等症,多与清天河水、清肺经、揉小天心、清小肠等合用。小儿脾胃薄弱,不宜攻伐太过,一般情况下,脾经多用补法,体壮邪实者方可用清法。

推心经　清法可清热退心火,补法可益气和血、补心。

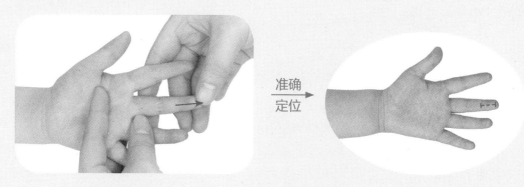

准确
定位

【位置】　在中指掌面之末节。

【手法】　医者先以左手握住患儿手,再以右手拇指推之,由患儿中指掌面末节指纹向指尖推为清,反之为补。推 100 ～ 200 次。

【**主治**】 惊风、惊吓、发热、无汗、五心潮热、重舌、木舌、口疮热证、胸闷烦满、面赤腹痛、小便短赤,以上各症均宜泻之。慢惊、胆怯、气虚、睡卧露睛,凡属心虚不足之症,均宜补之。用清法能清热退心火,治疗心火旺盛引起的高热面赤、神昏烦躁、口舌生疮、小便短赤、惊风、惊吓等,多与退六腑、清天河水、清小肠等合用。清心经临床可以清天河水代替。补心经可用于气血虚弱、心烦不安、睡卧露睛等症,多与补脾经、推三关、揉二马、补肾经等合用。本穴宜用清法,不宜久用补法,需补时可补后加清,或以补脾经代之,以防扰动心火。

推脾经、推心经、推肝经、推肺经、推肾经统称推五经,专治五脏病变,根据脏腑虚实,或用清法,或用补法,灵活应用。孙重三先生在五经穴上操作,运用直推法,其中心、肝、脾、肺四经的补法是向心方向推,清法是离心方向推;肾经与以上四穴补泻的方向相反。此法应是依据《幼科铁镜》中的记载:"四脏俱推上为补,下为泻。何肾与四脏相反。盖四脏居一身之上。而肾居下。肾虚则推四脏之气,往下以滋肾,故曰下补。肾水混浊,则小便闭赤。若再往下推,则闭愈甚。一往上提,疏通水道,而小便自清。故曰推上为清。此上下清补有异。若不发明上下之理,恐人疑推肾之上下,两字有讹,则遗害不浅,故识之。"

掐揉小天心 本穴性寒,能清心经热,镇惊。揉之,能清膀胱之热,通利小便。

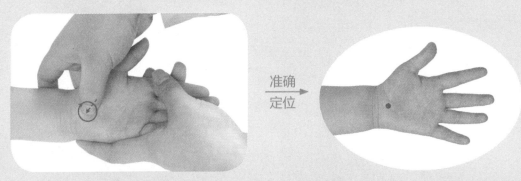

准确 → 定位

【**位置**】 在患儿手掌根部,大横纹之前,阴池、阳池(掌根腕横纹部,拇指侧为阳池,小指侧为阴池)之间。

【**手法**】 医者先以左手握住患儿手,使掌心向上,再以右手拇指甲掐之,继以向外旋转的泻法揉之。

【**主治**】 急热惊风,眼上视、下翻,目定无神,小便黄、尿急。治疗心经有热、惊风、夜啼等,多与清天河水、揉二马、清肝经等合用。若心经热盛,移热于小肠出现口舌生疮、小便赤涩等,多与清天河水、清小肠、揉二马合用。若眼上翻者则向下掐、捣;右斜视者向左掐、捣;左斜视者向右掐、捣。

掐揉内劳宫

清心经热。本穴属心包络,为清热除烦的效穴。

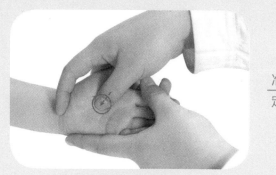

准确
定位

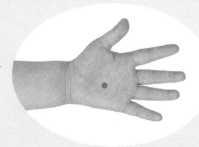

【位置】 在手掌中央。即以患儿中指、无名指,屈向掌心,当两指尖所着之处,中间是穴。

【手法】 医者先以左手握患儿四指,使手掌向上,再以右手拇指甲掐之,继以揉之。

【主治】 心热抽搐、睡卧不安、感冒发烧、恶寒无汗、气逆呕哕、口臭、口疮、溺血、便血、牙龈溃烂。主治发热、五心烦热、口舌生疮、烦渴、牙龈溃烂、便血等,多与清天河水、掐揉小天心等合用,推拿时在内劳宫穴滴一滴凉水,用口边吹边揉,则清热之力更强。孙重三先生多用此穴清心经热,尤其用于阴虚发热之证。

运板门

健脾和胃,消食积、除腹胀。

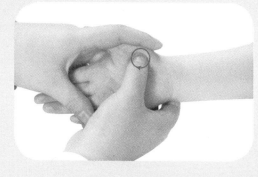

准确
定位

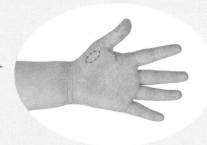

【位置】 板门在手掌拇指本节后,鱼际肉处。

【手法】 医者先以左手握住患儿左手,再以食指、中指夹住患儿拇指,同时以右手中指拿患儿的合谷穴,然后再以拇指拿本穴,继以运之。运50～100次。

【主治】 乳食停积、腹胀腹泻、食欲不振、呕吐、嗳气等症。孙重三先生治疗乳食停积,多用运板门配足三里,吐乳多配外劳宫。

运八宫　顺运八卦能宽胸理气、止咳化痰、行滞消食。逆运八卦能降气平喘。

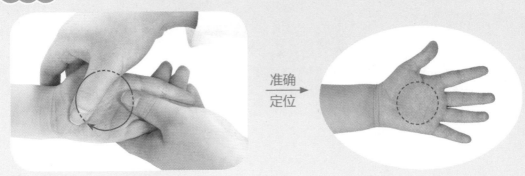

准确
定位

【位置】　以掌心为圆心,以圆心至中指根横纹约2/3处为半径,画一圆,八卦穴即在此圆上。分乾、坎、艮、震、巽、离、坤、兑八宫。运八宫,也称运八卦。

【手法】　医者先以左手握患儿四指,使掌心向上,同时拇指按定离宫,再以右手拇指自乾宫向坎宫运至兑宫为一遍。在运至离宫时,应从左手拇指上运过,恐动离火。运50～100遍。

【主治】　急慢惊风、痰喘咳嗽、吐乳、胸闷痞满。治疗胸闷、咳嗽、气喘、呕吐、腹胀、腹泻、食欲不振等,常配伍推脾经、掐揉四横纹、揉板门、推揉膻中、分腹阴阳等。逆运八卦能降气平喘,用于痰喘呕吐等,多与推天柱骨、推膻中等合用。

掐四横纹　退热除烦,散瘀结,调中行气,和气血,消胀。

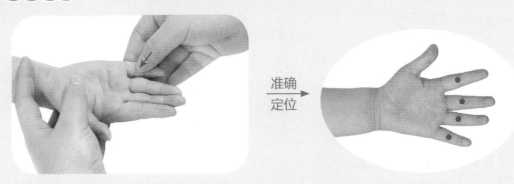

准确
定位

【位置】　四横纹在食指、中指、无名指、小指的掌面,第2节横纹之中间。

【手法】　医者以左手握患儿手,使掌面向上,手指略屈,再以右手拇指甲,自患儿食指依次掐至小指,继以揉之。

【主治】　喘促气闷、胸满、痰嗽、口唇干裂、腹痛。用于胸闷痰喘,多与运八卦、推肺经、推膻中等合用;用于内伤乳食、消化不良、腹胀等,可与捏脊、推脾经、揉板门合用。

分阴阳　亦称分手阴阳,能平衡阴阳、调和气血、行滞消食。

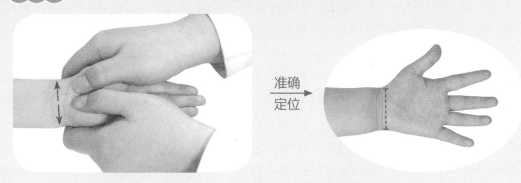

准确
定位

【**位置**】　在手掌根部,自小天心处向两旁分至阳池、阴池。

【**手法**】　医者两手食指固定患儿掌根两侧,中指托住患儿手背,无名指、小指固定患儿的四指,然后以两拇指向外分推之。推 100 ~ 150 次。

【**主治**】　急慢惊风,乳食积滞,身热不退,烦躁不安。用于阴阳不调、气血不和所致寒热往来、烦躁不安、腹胀、泄泻、呕吐、痢疾、乳食停滞等。实热证,阴池宜重分;虚寒证,阳池宜重分。孙重三先生善用分阴阳,临证时其处方的第一个穴位便是本穴,正如《幼科推拿秘书》中的记载:"盖小儿之病,多因气血不和,故一切推法,必先从阴阳分起。"

板门推向横纹　健脾阳,止泄泻。

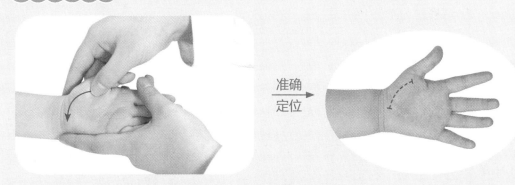

准确
定位

【**位置**】　在手掌拇指本节后,鱼际肉至腕横纹处。

【**手法**】　医者以左手握住患儿手,使掌心向上,再以右手拇指自板门推向大横纹,推 50 ~ 100 次。

【**主治**】　板门推向横纹,能止泻,用于脾阳不振、乳食停滞引起的泄泻,多与推大肠、推脾经等合用。

横纹推向板门 健脾和胃,止呕吐。

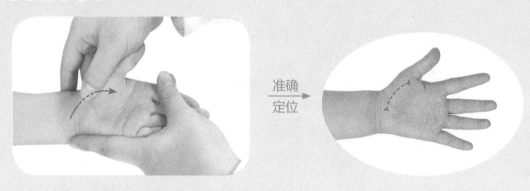

【位置】 在手掌拇指本节后,鱼际肉至腕横纹处。

【手法】 医者以左手握住患儿手,使掌心向上,再以右手拇指自大横纹推向板门,推50 ~ 100次。

【主治】 横纹推向板门能止呕,用于胃气受伤、失于和降所致的呕吐,多与推脾经、推天柱骨、分腹阴阳、运八卦等合用。

侧推大肠 补法可健脾固肠止泻;泻法可清热泻火,退肝胆之火。

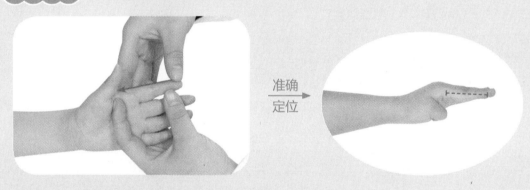

【位置】 在食指桡侧面,自指尖至虎口成一直线。

【手法】 医者以左手握患儿手,使掌侧置,然后以拇指自患儿食指桡侧边推向虎口为补,反之为泻。推100 ~ 300次。

【主治】 赤白痢疾,寒热泄泻,肝胆火旺证。孙重三先生临床多用推大肠配伍推脾经、推上七节骨治疗小儿腹泻,虚证用补法,实证用泻法,再随证灵活加减应用。如虚寒泻加推三关、捏脊;湿热泻去推上七节骨加清天河水、退六腑、推箕门;伤食泻加运板门、运八卦;气虚加天门入虎口等,效果较好。

推指三关 和血通关,平肝胆之火,除大肠之热。

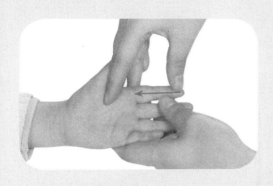 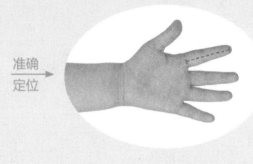

准确定位

【位置】 在食指掌面上、中、下三节,即风、气、命三关。

【手法】 医者以左手握住患儿手,右手食指、中指夹住患儿拇指,再以拇指,在患儿食指掌面稍偏桡侧,从指端推至虎口。推100～200次。

【主治】 寒热泄痢。本穴还可用作望诊,察指纹即为验三关。红黄相兼为正常。若有病变则以浮沉辨表里,红紫辨寒热,淡滞定虚实,三关测轻重。

掐十王穴 清热醒神开窍,孙重三先生认为此穴可退实热。

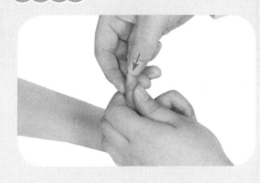 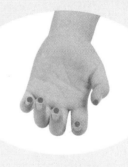

准确定位

【位置】 十王穴即十宣穴,在两手五指尖,靠近指甲处。

【手法】 医者以左手握住患儿手,使手掌向外,手指向上,再以右手拇指甲,先掐患儿中指,然后逐指掐之。掐3～5次。

【主治】 急热惊风、身热抽搐、两目上视、烦躁不安、神呆、多啼、精神恍惚、昏厥。主要用于急救,多与掐人中、掐老龙、掐少商等合用。

天门入虎口　益气活血,健脾助运,平肝胆之火,除大肠之热。

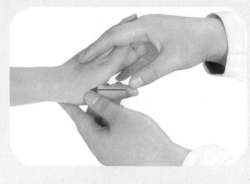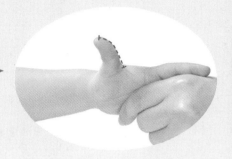

准确
定位

【位置】 在拇指尖尺侧至虎口处。

【手法】 医者以左手拇指、中指捏患儿拇指,食指托患儿指根,右手食指、中指夹住患儿的食指、中指、无名指、小指四指,再以右手拇指自患儿拇指尖尺侧沿赤白肉际推到虎口。推100 ~ 200次。

【主治】 寒热泄泻、痢疾,腹痛。

运土入水　清脾胃之湿热,补肾水之不足。

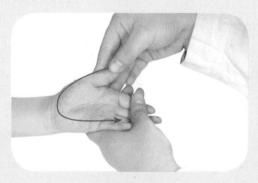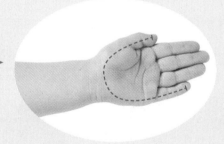

准确
定位

【位置】 从拇指端的桡侧向上,靠掌边斜转到小指端的尺侧。

【手法】 医者以左手握住患儿手指,使手掌向上,再以右手拇指自患儿拇指端循手掌边缘,向上推运至小指端为一遍。推运 100 ~ 200 遍。

【主治】 吐泻、痢疾。运土入水多用于泄泻新病,实证。

运水入土 健脾补虚,止泻,利小便。

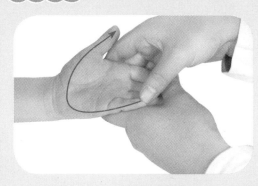 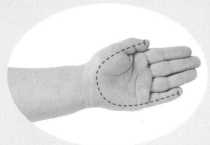

准确
定位

【位置】 从小指端的尺侧向上,靠掌边斜转到拇指端的桡侧。

【手法】 医者左手握住患儿手指,使手掌向上,再以右手拇指自患儿小指端循手掌边缘,向上推运至大指端为一遍。推运 100 ~ 200 遍。

【主治】 体弱腹胀、青筋暴露、痢疾、泄泻、小便不利、饮食停滞。运水入土多用于泄泻久病,虚证。

掐少商 清热利咽、开窍。

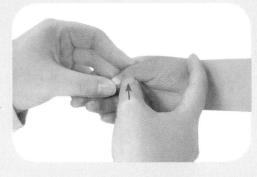 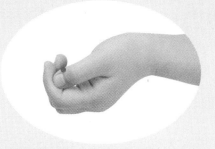

准确
定位

【位置】 在拇指内侧(桡侧),距指甲角一分许(即拇指的桡侧指甲旁 0.1 寸)。

【手法】 医者以左手握住患儿手,再以右手拇指甲重掐之。

【主治】 喉肿、喉痛、痰喘、心烦不安、口渴引饮、掌热、口疮、吐哕、胸闷。临床治疗发热、咽喉肿痛、咳嗽等可与清肺经、推天柱骨等合用。治疗昏迷、癫狂、窒息等可与掐人中同用。

掐商阳 清热利咽。

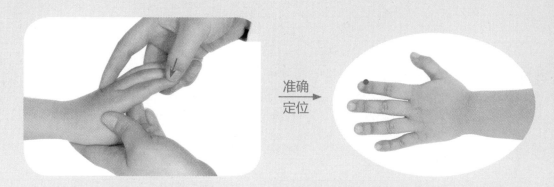

准确
定位

【位置】 商阳在食指内侧,距指甲角一分许(即食指桡侧指甲旁 0.1 寸)。

【手法】 医者一手握住患儿手,一手以拇指甲重掐之。

【主治】 寒热疟疾、发热无汗、耳聋、面肿、口干、气闷、喘咳。治疗发热、咽喉肿痛、耳鸣耳聋等,可与清肺经、清天河水等合用。

掐中冲 本穴清热之力较强。

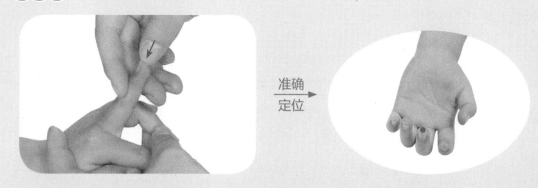

准确
定位

【位置】 中冲在中指尖端。

【手法】 医者以左手握住患儿手,使中指向上,再以右手拇指甲重掐之。

【主治】 身热烦闷、恶寒无汗、五心潮热、口疮、木舌、重舌。治疗发热烦闷、口疮、中暑等,多与清肺经、清天河水等合用。治疗小儿夜啼,常与捣小天心配合应用。

掐关冲 清热，止头痛，利咽喉。

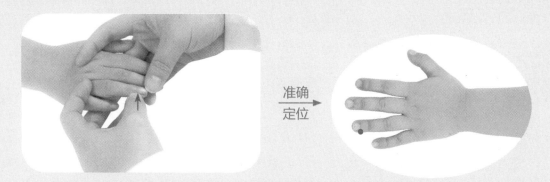

准确
定位

【位置】 在手无名指外侧（尺侧），距指甲角一分许（即无名指尺侧指甲角旁 0.1 寸处）。

【手法】 医者以左手握住患儿手，使掌心向下，再以右手拇指甲重掐之。

【主治】 头痛、口干、喉痛、嗳气、目翳、食少、神呆。临床用于治疗发热、头痛、喉痹时，可配伍清天河水、清肺经等。治疗目赤、口干、食少时，可与推脾经、推肝经等合用。

掐少泽 退热，止惊，通络。

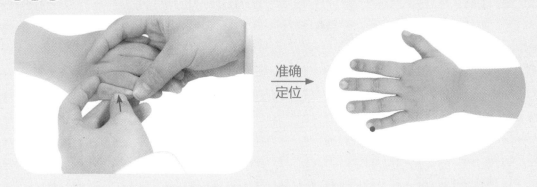

准确
定位

【位置】 在手小指尺侧，距指甲角一分许（即在小指末节尺侧指甲角旁 0.1 寸处）。

【手法】 医者以左手握住患儿手，使掌心向下，再以右手拇指甲重掐之。

【主治】 身热无汗、瘛疭、痰嗽、头痛、喉痹、重舌（舌下血脉肿胀，状似舌下又生小舌，饮食难下，言语不清）、木舌（舌肿满口，坚硬不能转动）、口疮。常用于治疗热病、五官科及神志病，可配伍相关的穴位，以加强疗效。

掐五指节 掐揉五指节能祛风通窍,安神镇惊。揉五指节能祛风痰。

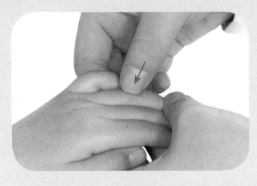

准确
定位 →

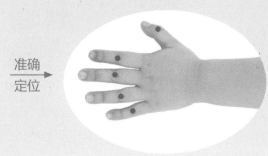

【位置】 在手指背面,五指第一指间关节处。

【手法】 医者以左手握患儿手掌,使掌面向下,以右手拇指甲依次掐之,继以揉之。

【主治】 惊风抽搐、口吐涎沫。治疗惊惕不安、惊风等症,多与清肝经、掐老龙等合用。治疗胸闷、痰喘、咳嗽、吐涎等症,多与运八卦、推揉膻中等合用。

掐二扇门 发汗解热,安神止痉。

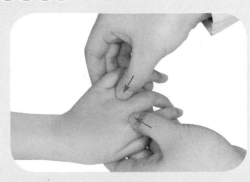

准确
定位 →

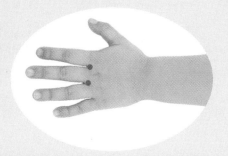

【位置】 在手背中指本节(掌指关节)两旁陷凹中。

【手法】 令患儿手掌向下,医者先以两手食指、中指、无名指托患儿手掌,然后以两拇指指甲于本穴同时掐之,继以揉之。

【主治】 本穴为发汗效穴,主治伤风、感冒、发热无汗等。如欲发汗,必先掐心经与内劳宫,再重揉太阳穴,然后掐本穴 300 次左右,至患儿头部及前后身微汗出即可。因该穴性温,发散之力强,易耗伤阳气,故对体虚患儿慎用。若须用时,必先固表(补脾经、补肾经、揉肾顶),然后再用汗法,操作时要稍用力,速度宜快。此外,本穴可治疗急惊、抽搐、口眼歪斜。如口眼歪斜,向右歪者,宜重掐左手穴;向左歪者,宜重掐右手穴。

掐揉外劳宫　温阳散寒,升阳举陷,发汗解表。

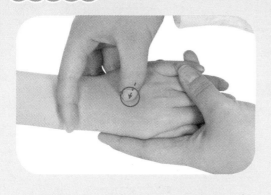 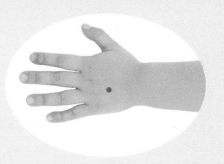

准确
定位

【位置】　在手背,与内劳宫相对。

【手法】　令患儿手掌向下,医者以左手握患儿手,以右手食指、中指固定患儿腕部,以拇指甲掐之,继以揉之。

【主治】　主治一切寒证,不论外感、内伤皆宜。临床常用于治疗外感风寒、鼻塞流涕、完谷不化、腹痛肠鸣、泄泻、痢疾、疝气,以及脏腑积寒积热、肚腹膨胀、青筋暴露、遍身潮热等。治疗遗尿、脱肛多与补脾经、补肾经、揉二马等合用。小儿手背皮肤娇嫩,操作不慎易损伤皮肤,治疗时应注意。

掐一窝风　温经通络散寒,止腹痛。

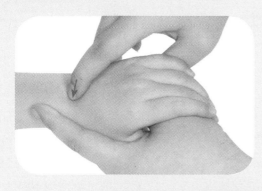 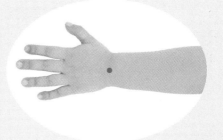

准确
定位

【位置】　在手背,腕横纹中央之凹陷中。

【手法】　令患儿手掌向下,医者以左手托患儿手,使手略向上屈,再以右手拇指或食指掐之,继以揉之。

【主治】　一切腹痛、急慢惊风。对于因受凉、食积等原因引起的腹痛,均可用之来治疗。另外,该穴还具有温通经络的作用,对于风湿性关节炎,也有一定的作用。

掐威灵 醒神开窍。

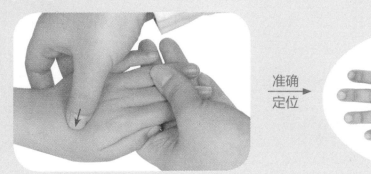

准确
定位

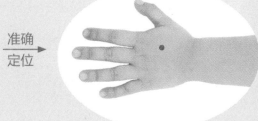

【位置】 在手背,外劳宫旁,第2、第3掌骨交缝处。

【手法】 令患儿手掌向下,医者以左手握患儿手,再以右手拇指甲掐之,继以揉之。

【主治】 耳鸣、头痛、急惊暴死。主要用于急救,治疗急惊暴死、昏迷不醒,若掐之有声者易治,无声者难治(即掐之,患儿有哭声者可治,无声者难治)。

掐精宁 祛痰涎、消痞积。

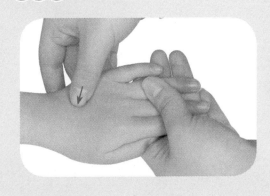

准确
定位

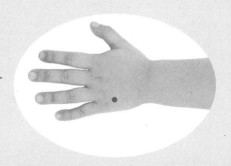

【位置】 精宁,又名精灵。在手背,外劳宫旁,当无名指与小指之本节后陷中(即位于手背第4、第5掌骨间,距掌指关节0.5寸处,约与外劳宫相平)。

【手法】 令患儿手掌向下,医者以左手拇指、食指捏患儿无名指,再以右手拇指甲重掐之,继以揉之。

【主治】 痰喘、气急、干呕、痞积。还可用于急救,治疗急惊昏厥,多与掐威灵合用,以加强开窍醒神之作用。

掐二人上马　本穴为补肾滋阴的主穴,能顺气、滋肾、清心、利小便。

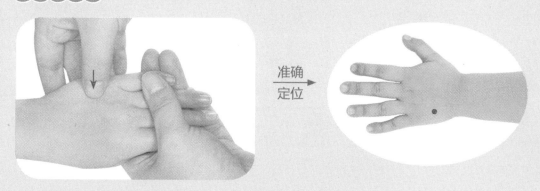

准确
定位

【位置】　在手背无名指与小指中间的后方,与手掌之兑宫相对。

【手法】　医者以左手握住患儿手,使手心向下,再以右手拇指、中指相对掐之,继以揉之。

【主治】　小便赤涩、神昏、腹痛。治疗阴虚阳亢所致的潮热盗汗、烦躁、小便赤涩、牙痛、久病体虚、睡时磨牙等,常与其他补益穴合用。本穴对小便闭塞疗效明显。

掐合谷　清热,通络,止痛。

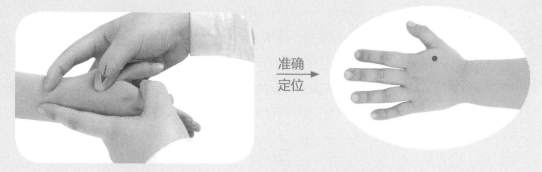

准确
定位

【位置】　在手虎口歧骨间陷中(即位于手背第1、第2掌骨间,当第2掌骨桡侧的中点处)。

【手法】　医者先以左手握患儿手,使其手掌侧置,再以右手的食指、中指固定患儿腕部,然后以拇指甲重掐之,继以揉之。

【主治】　头痛、项强、身热无汗、鼻衄、喉痛、口噤不开、积食不化、口疮、面肿。治疗发热无汗、头痛、项强时,常配合推肺经、揉太阳、拿风池等。治疗头面部及其他部位的病症时,可配伍阿是穴及相关穴位。

掐膊阳池

本穴为治大便秘结之效穴,可清热通便、止头痛。

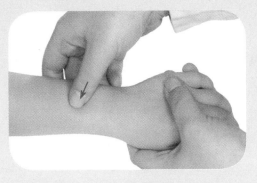 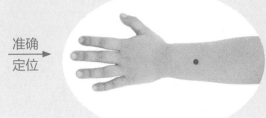

准确
定位 →

【**位置**】 在手背一窝风之后 3 寸处。

【**手法**】 医者以左手托住患儿手,使掌面向下,再以右手拇指甲掐之,继以揉之。

【**主治**】 感冒头痛、大便闭塞、小便赤涩。治疗小便赤涩、感冒头痛,可配伍相应的穴位进行治疗。

退六腑

本穴性寒大凉,善清营分、血分之热,功专清热凉血解毒,并能止汗、清热。

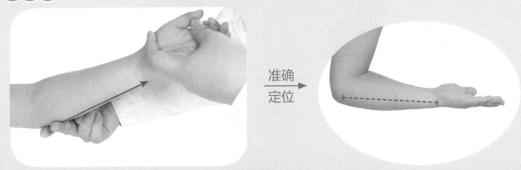

准确
定位 →

【**位置**】 在前臂尺骨下缘,从肘尖至尺侧大横纹头,成一直线。

【**手法**】 令患儿手掌侧置,医者以左手持患儿左手,食指在上抚患儿前臂,再以右手食指、中指,自肘尖推至大横纹头。推 100 ～ 200 次。

【**主治**】 心热烦躁、脏腑郁热积滞、肺气不降、大便干燥。脏腑郁热积滞、壮热苔黄、口渴咽干、疟腮、肿毒、大便干燥等实热证均可用之。本穴与补肺经合用止汗效果较好。本穴和推三关为大凉大热要穴,可单用,亦可两穴合用。若患儿阳气不足、下元虚冷、久泻等可单用推三关;若高热烦渴、大便干燥等可用退六腑。两穴合用能平衡阴阳,防止大凉、大热伤其正气。孙重三先生认为本穴清热力量较天河水强,多用于实热证,体温在 39℃ 以上者。

推三关　本穴性温,能益气活血、温补下元、温阳散寒、发汗解表。

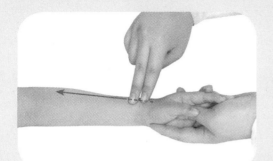 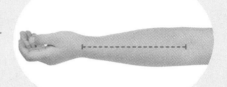

准确
定位

【位置】　在前臂桡骨上缘,自桡侧大横纹头直上至曲池成一直线。

【手法】　令患儿侧置其掌,医者以左手持患儿左手,食指在下托患儿前臂,再以右手食指、中指,自桡侧大横纹头,直上推至曲池。推 100 ~ 200 次。

【主治】　腹痛、泄泻、食欲不振、病后衰弱、四肢无力。若治疗气血虚弱、命门火衰、下元虚冷、身体虚弱、四肢厥冷、面色无华、食欲不振、疳积、吐泻等阳气不足、气血亏虚证,多与补脾经、补肾经、揉二马、运八卦等合用。若治疗疹毒内陷、隐疹不出、黄疸、阴疽、感冒恶寒等症,多与推脾经、清肺经、运八卦、掐二扇门等合用。

推上肋骨弓　疏通经络,行气活血。

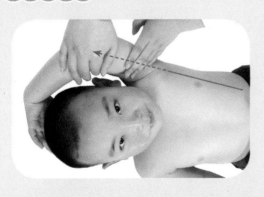 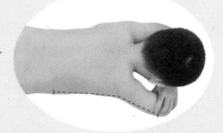

准确
定位

【位置】　肋骨弓从第 11 肋至肘部。

【手法】　令患儿取半侧卧位,先掐肩井、臂臑、肩髃各 30 次。然后一手握患儿肘关节使之上举,掌面向头;另一手以尺侧掌根或手掌,自患儿第 11 肋端向上轻轻推至肘部,推 10 ~ 20 次。

【主治】　小儿麻痹症、手不能上举。

清天河水 本穴性微凉,能清热解表,清热而不伤阴。

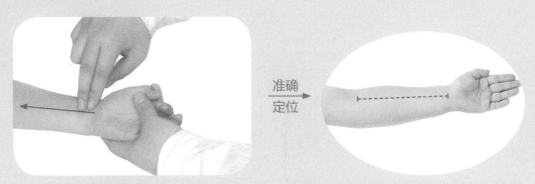

准确
定位 →

【位置】 在前臂正面,自总经(即总筋,位于腕部掌侧横纹中点)至肘弯中点成一直线。

【手法】 医者以左手持患儿手,使掌心向上,食指在下伸直,托患儿前臂,再以右手拇指侧面或食指、中指二指,自总经向肘弯成直线推之。推 100 ~ 200 次。

【主治】 急热惊风、惊啼烦躁、身热腹胀、口渴饮冷、脾胃积热等实热证。治疗感冒、发热、头痛、恶风、汗出、咽痛等症,常与四大手法合用。清天河水清热而不伤阴,善清卫分、气分之热,虚热、实热皆可用。治疗五心烦热、烦躁不安、惊风、口舌生疮、弄舌、重舌等,可与清心经、清肝经等合用。孙重三先生认为本穴清热作用平和,善清表热、潮热,多用于体温在 39℃以下者。

掐揉曲池 解表退热,利咽。

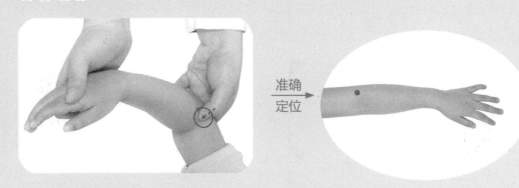

准确
定位 →

【位置】 在肘弯横纹头陷中。

【手法】 一手使患儿屈肘,另一手握住患儿肘部,以拇指甲于穴位上掐之,继以揉之。

【主治】 感寒身热、嗳气、腹痛、呕吐泄泻、咽喉肿痛。若治疗风热感冒、咽喉肿痛、咳喘等,多与清天河水、清肺经合用。若治疗上肢痿软,多与手三里、合谷等配伍。

下肢部

拿百虫 通经络,止抽搐。

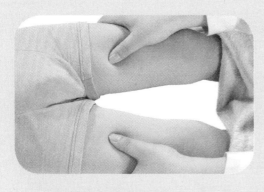

准确
定位 →

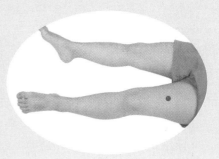

【位置】 在髋骨与膝盖中间,膝上内侧肌肉丰厚处。

【手法】 医者以两手拇指、中指合拿患儿左右两穴。

【主治】 惊风、抽搐、昏迷不省人事。若治疗下肢瘫痪及痹痛等症,常与按揉足三里、拿委中、按揉承山等合用。若治疗惊风抽搐,多与清肝经、掐人中等配伍应用。

拿委中 活血通络,止疼。

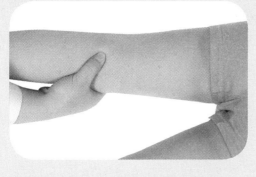

准确
定位 →

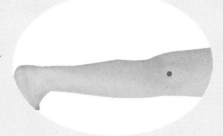

【位置】 在腘窝横纹中间凹陷中。

【手法】 医者以右手拇指重拿之。

【主治】 惊风、腹痛、吐泻、腰痛、麻痹、腘筋挛急等。本穴用拿法能止抽搐,可配合揉膝眼、阳陵泉、承山等治疗下肢痿软无力、疼痛等。用捏挤法治局部瘀斑,也可治疗中暑痧症等。

拿膝眼 息风止惊,通经活络。

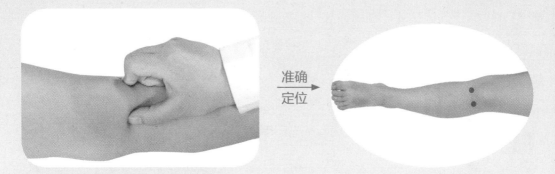

准确
定位 →

【位置】 在膝盖骨之下两旁陷中。

【手法】 令患儿腿伸直,医者以右手拇指、食指合拿之,继以揉之。

【主治】 急慢惊风、抽搐等。若治疗下肢痿软无力,多与拿委中、揉承山等合用;若治疗惊风抽搐,可与清肝经、掐人中等合用。

掐足三里 健脾和胃,调中理气。

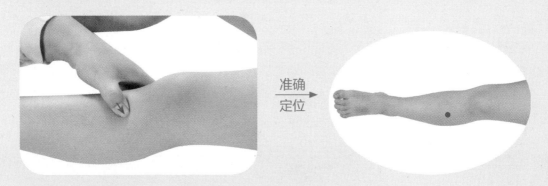

准确
定位 →

【位置】 外膝眼下3寸,胫骨外侧约一横指处。

【手法】 医者以拇指掐而揉之。

【主治】 心腹胀满、胃中积滞、肠鸣、腹痛、惊风、喘促。本穴操作,孙重三先生一般先用掐法,继以按揉法,多用于消化道疾患。治疗呕吐常配合推天柱骨、横纹推向板门等;脾虚泻可与补大肠、推上七节骨合用。

拿揉前承山 通经活络,止抽搐,纠正畸形。

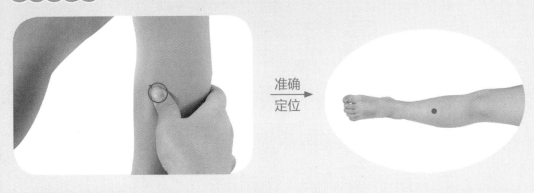

准确
定位 →

【位置】 在膝盖下,解溪上,与后承山相对。

【手法】 医者以拇指拿之,继以揉之。

【主治】 急惊、抽搐、角弓反张。凡急惊风者,宜先拿精宁、威灵二穴,然后再拿此穴。治疗角弓反张、下肢抽搐,常与拿委中、揉承山、按百虫、掐解溪等合用;治疗小儿麻痹症、肌肉萎缩无力、马蹄内翻足等,常与揉解溪相配。

拿揉后承山 止抽搐,通经络。

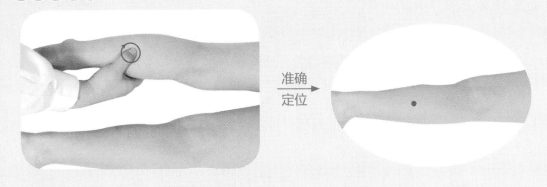

准确
定位 →

【位置】 在小腿肚人字纹凹陷处,与前承山相对。

【手法】 医者以拇指拿之,继以揉之。

【主治】 惊风、抽搐、腿痛转筋、气急痰喘、大便秘结。重拿之则能发汗。与拿委中配合,治疗惊风抽搐、下肢痿软、腿痛转筋。临床上小儿大便秘结时,可下推承山;腹泻者可上推承山。

推运三阴交　通血脉,活经络,疏下焦,利湿热,通调水道,健脾胃,助运化。

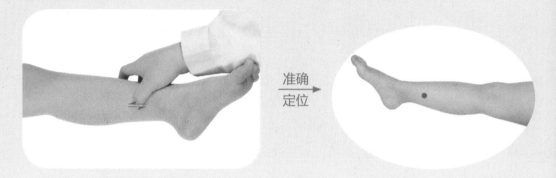

准确
定位

【位置】　在足内踝上3寸。

【手法】　医者先以拇指由此穴或上、或下推之,推20～30次,然后运之,运50～100次。自上往下推、往外运为泻,自下往上推、往里运为补。

【主治】　急慢惊风、脘腹胀满、肠鸣腹泻、足痿、痹痛。治疗泌尿系统疾病,如遗尿、癃闭、小便短赤不利等,多与推箕门、清小肠、揉丹田等合用。治疗下肢痹痛等,可与揉足三里、按揉承山等合用。

推箕门　健脾渗湿,利小便。

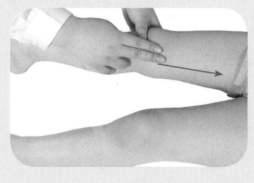
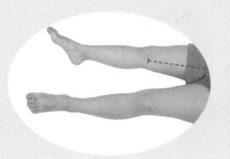

准确
定位

【位置】　在膝关节内侧正中上至腹股沟部。

【手法】　令患儿仰卧,将腿伸直,医者位于患儿身旁,一手扶患儿膝部,另一手食指、中指并拢,自膝关节内侧向上推至腹股沟,推500～600次。

【主治】　小便不利、尿闭。孙重三先生治疗水泻、小便少黄赤,多用推箕门穴,并认为本穴有利小便实大便之用。若治尿潴留,可用推箕门加按关元穴,可先推箕门300～500次,再按关元,即可排尿。

掐解溪　镇惊安神,舒筋活络,清胃化痰,止吐泻。

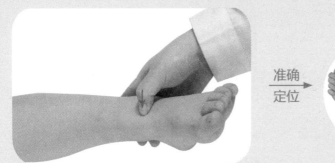 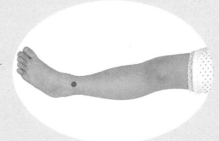

准确
定位

【位置】　在踝关节前面,两筋间横纹陷中。

【手法】　医者以拇指掐之,继以揉之。

【主治】　小儿惊风、角弓反张、头痛、腹胀、呕吐、泄泻。本穴主要用掐法,对惊风、吐泻及踝关节功能障碍有效。

拿昆仑　舒筋通络,活血止痛。

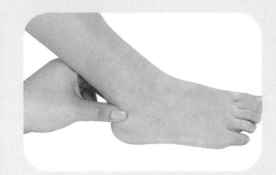 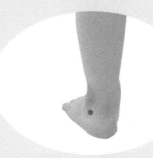

准确
定位

【位置】　在足外踝之后,跟骨之上陷中。

【手法】　医者以拇指、中指相对重拿之,继以揉之。

【主治】　惊风、痰痫、瘈疭、项强抽搐。拿昆仑可治疗头痛、项强等症;与拿委中、拿承山配合治疗腰痛;与拿仆参配合可治足内翻、足跟痛等症。

拿仆参　益肾,舒筋。

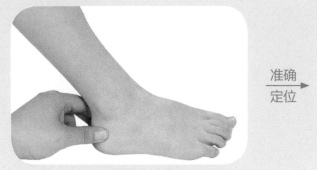 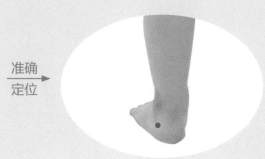

准确
定位

【位置】　在足跟骨外侧下陷中。

【手法】　医者以拇指、中指相对重拿之,继以揉之。

【主治】　小儿惊风、厥逆、昏迷不省人事。常与拿委中配合治疗腰痛;与拿承山合用可治疗霍乱转筋、足痿不收;与掐人中、掐十宣等合用,可治疗癫狂痫、昏厥。

揉涌泉　引火归元,退虚热,止烦躁,引热下行。

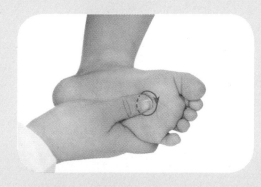 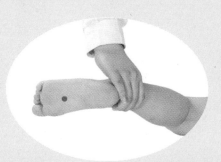

准确
定位

【位置】　在足底,屈足蜷趾时足心最凹陷中。

【手法】　医者以右手拇指揉之,左旋止吐,右旋止泻。

【主治】　头痛、喉痹、惊风、吐泻、小便不利。治疗阴虚火旺、五心烦热、夜啼等,可配伍揉二马、运内劳宫、补肾经等。治疗实热证,可与清天河水、退六腑合用。揉涌泉能止吐泻,左揉止吐,右揉止泻。

摇踝关节　舒筋活络,利关节。

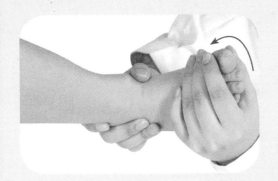

【位置】　踝关节及足部。

【主治】　小儿麻痹后遗症之足
外翻、足内收。

【手法】　(1)右足外翻:令患儿仰卧,使腿伸直。医者右手托患儿足跟,左手拇指在下,其余四指在上,虎口对患儿足外侧,握住,使足内收,同时向内摇动50～60次。

(2)左足外翻:令患儿取同上卧位,医者将左手改用右手,右手改用左手,按上述方法操作。

(3)左足内收:令患儿取同上卧位,医者左手托患儿足跟,右手掌心对患儿足掌握之,使足外翻向外摇动50～60次。

(4)右足内收:令患儿取同上卧位,医者将左手改用右手,右手改用左手,按上述方法操作。

按膝捏踝　舒筋活络,利关节。

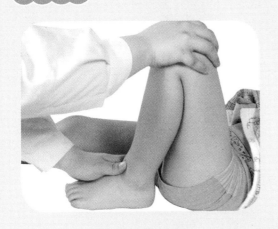

【位置】　膝关节及踝关节。

【主治】　足内翻、足外翻、仰趾
足、外翻仰趾足。膝前屈者不适用。

【手法】　令患儿仰卧屈膝,医者用左手握患足,使足跟紧靠臀部,同时用拇、食、中三指捏患儿中封、解溪、丘虚三穴,并使患儿五趾伸直;另用右手掌按患儿膝一按一松,使之一起一落40～50次。然后,掐中封、解溪、丘虚各40～50次。这样可使患儿踝关节和足趾肌腱逐渐放松,足底放平。

抖腿 舒筋活络,止痛。

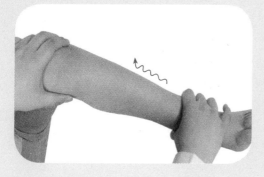

【位置】 小腿和足部。

【手法】 令患儿仰卧,医者用左手握患儿侧膝部,使膝关节屈曲;右手握儿踝部,使膝关节一屈一伸 20 ~ 30 次。

【主治】 腰痛、腿痛、膝不能屈伸。膝后屈者不适用。

按揉环跳 活血通经,舒筋活络。

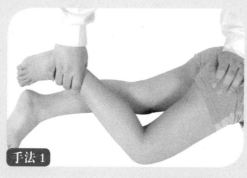

手法 1

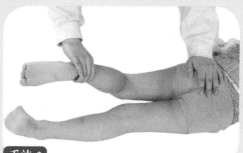

手法 2

准确
定位 →

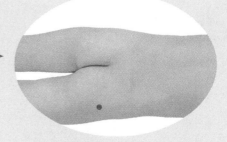

【位置】 当股骨大粗隆、坐骨结节与髂后上棘连成三角形的中心处。

【手法1】 令患儿侧卧,患侧在上,身略向前躬,使健腿伸直,患腿屈曲。医者于患儿背后,一手握患侧足部,同时将其腿略抬高,使足内收,另一手尺侧掌根按环跳穴,慢慢地向内按揉,两手协调动作,同时使患儿腿向其少腹方向活动,按揉 50 次。

【手法2】　令患儿侧卧,患侧在上,头身略向后屈,使健腿伸直,患腿屈曲。医者于患儿身前,一手握患儿患侧足部,将其腿略抬高,使足向外展;另一手尺侧掌根按环跳穴慢慢地向外按揉,两手同时向骶部方向活动,按揉50次。

【主治】　足外撇、足外翻。作者临床上用此法与按膝法配合应用,治疗小儿麻痹症之足外翻、足外撇,效果均较满意。

按语

摇踝关节、按膝、抖腿、按揉环跳是孙重三先生的特色手法,为其他历代文献未载,临床多用于治疗小儿麻痹症后遗症。孙先生治疗本病有着极其丰富的经验,有一套较为完整的治疗方法,他根据瘫痪的不同部位、程度,选取不同的手法和穴位进行治疗。

(1)上肢不能抬举,配合掐臂臑、掐肩髎、掐肩贞、掐肩井、推上肋骨弓。

(2)肘关节不能伸屈:掐揉手三里、掐曲池、摇肘法。肘关节不能屈曲的可加掐尺泽。

(3)手腕不能背屈和手指不能伸直:掐合谷、掐外关、掐支沟、凤凰展翅法、飞经走气法。

(4)手腕、手指不能屈曲:掐间使、掐内关、掐灵浊、掐神门、摇肘法。

(5)足不能背屈:掐阳陵泉、掐阳辅、掐悬钟、掐足三里、按膝法。

(6)足不能外转和伸展:掐阳辅、掐悬钟、掐阳陵泉、掐足三里、拿昆仑、按膝法。足不能外转加摇踝关节(向外摇),足不能伸展加掐商丘、掐太冲。

(7)足不能内转和屈曲:掐太溪、掐三阴交、拿委中、拿后承山、按膝法。足不能内转加摇踝关节(向内摇),掐阳陵泉。

(8)髋关节不能前屈:按压伏兔、按揉阴市、按揉梁丘、抖腿。

(9)内翻足:掐阳陵泉、掐悬钟、掐三阴交、掐昆仑、按揉环跳,摇踝关节(向外摇),按膝法。

(10)外翻足:掐太溪、掐交信、掐三阴交、拿委中、拿承山、摇踝关节(向内摇)、按膝法。

(11)外翻仰趾足:掐交信、掐三阴交、拿委中、拿承山、掐阳陵泉、按揉环跳(手法1)、按膝法。

每个穴位都有其作用和主治特点,本书遵从孙重三先生的临床经验,按照穴位的作用和主治特点进行归纳、分类,将常用的推拿穴位分为十四类,现列表于下,便于学习和临床应用。

孙重三常用手法分类表

类别	手法	作用或主治特点
发汗解表类	开天门 推坎宫 运太阳 运耳后高骨	称四大手法,主治感冒、头痛,对轻型感冒、发热效果好,重型加其他穴位
	掐风池	发汗快,主治感冒无汗,颈项强痛
	掐二扇门	欲发汗,先掐心经与外劳宫,然后掐此穴
	推三关	散寒解表,透疹痘,用于外感风寒
	清天河水	清热解表,用于外感风热
	黄蜂入洞	发汗祛寒浊气,治鼻塞
	掐膊阳池	主治感冒头痛,大便闭塞,小便赤涩
清热类	清脾经 清肝经 清心经 清肺经 清肾经 清大肠 清小肠 清胃经	主清本脏腑之实热 脾肾两经少用清法
	清天河水	清表热、潮热,多用于体温在39℃以下者,清热作用平和
	退六腑	清热力较天河水强,多用于实热证,清热解表,体温在39℃以上者
	掐揉小天心	清心经热,镇惊,利尿
	掐揉内劳宫	清心经热,除烦
	水底捞明月	清心经热,主治阴虚发热
	推指三关	平肝胆之火,除大肠之热
	苍龙摆尾	退热,开胸,通浊便,用于2岁以上患儿
	分阴阳	用于寒热往来,少阳热,阴虚发热
	掐十王	退实热
	揉涌泉	引热下行,退实热、虚热
	掐四横纹	退热散结,和气血
补益类	补脾经 补肝经 补心经 补肺经 补肾经 补大肠 补小肠	主补本脏腑之虚,用于虚寒证,肝心两经少用补法
	揉二马 揉丹田	补肾益元气,揉二马滋阴,揉丹田益元

（续表）

类别	手法	作用或主治特点
补益类	摩神阙（补）捏脊	补虚,温阳,消积
	揉中脘 按揉足三里	健中和胃,两穴多配用
	推三关	益气活血,温补下元,法略轻,大补气血与退六腑相伍,推数之比为 6:4
	推运三阴交	健脾胃,通血脉
	摇肘肘	顺气活血,用于 2 岁以上患儿
	天门入虎口	益气活血,健脾
温阳散寒类	揉一窝风	温经散寒,止肚痛
	掐揉外劳宫	温阳散寒,主治里寒,散脏腑凝寒固冷,升阳气
	摩神阙（补）推三关	法轻而速,温阳散寒
	摩揉丹田	壮肾阳,散下焦之寒
消食化滞类	分腹阴阳	消食降逆,多与足三里相伍
	分阴阳	阴阳池平分推,消食和胃
	摩神阙（调）	和胃消食,多配足三里
	清补脾经	和中消食,多配足三里
	运八卦	理气消食,多配足三里
	运板门	消食积,多配足三里,吐乳配外劳宫
止泻类	侧推大肠（补）	理肠止泻
	运水入土	泄泻久病,虚证
	运土入水	泄泻新病,实证
	揉龟尾	止泻,性平和
	推上七节骨	温阳止泻,用于虚寒证
	揉脐及龟尾并擦七节骨	止泄痢,赤白痢先泻后补
	板门推向横纹	消食止泻
止腹痛类	拿肚角	腹痛下痢
	掐揉一窝风	止腹痛,属虚寒者效佳
	按拿后弦	止腹痛
通大便类	掐揉膊阳池	治便秘
	摩神阙（泻）	通便,治便结
	推下七节骨	泻热通便
	按揉龟尾	通便作用平和
降气止呕类	分腹阴阳	消食降逆,用于伤食等
	推天柱骨	降逆
	逆运八卦	利胸膈,降气平喘
	横纹推向板门	降逆

（续表）

类别	手法	作用或主治特点
理气止咳化痰类	按弦走搓摩	疏肝和胃,降逆止呕
	推揉膻中	推降气,分推宽胸,揉理气
	推八道	宽胸理气,止咳,化痰
理气化痰平喘类	揉乳根 揉乳旁	宽胸理气
	顺运八卦	开胸化痰,除气闷
	点天突 掐皮罢	降气平喘
	飞经走气	清肺化痰,用于2岁以上患儿
	赤凤点头	消膨胀,定喘息,用于2岁以上患儿
镇静安神类	掐山根 开天门 运耳风门 推囟门	醒目定神,开关通窍
	掐揉百会	镇惊升阳
	捣小天心	清热镇惊
	掐揉五指节	祛风镇惊
	猿猴摘果	除寒定惊
	凤凰展翅	救暴亡,除恶定惊
醒神开窍类	掐印堂 掐人中 掐山根 掐老龙 掐精宁 掐威灵 拿仆参	开窍醒神,息风止痉
止抽搐类	掐承浆 运耳风门 拿百虫 拿肚眼 拿委中 拿前承山 拿后承山 掐解溪 拿曲池 拿合谷	息风止痉
总收法	按肩井	通行一身之气血,调诸手法

附:孙重三推拿十三大手法

1. 摇斟肘法

【部位】在肘关节处。

【手法】医者先以左手拇指、食指托患儿斟肘,再以右手拇指、食指插入虎口,同时用中指按小鱼际中点,然后屈患儿手上下摇之。摇20～30次。

【功效】顺气,生血,通经活络。

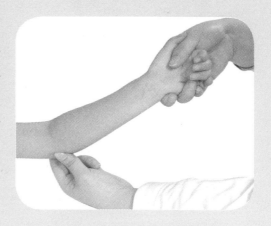

2. 打马过天河

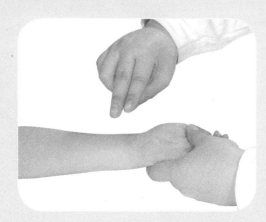

【部位】自患儿掌心向上至洪池(即曲池穴)处。

【手法】医者先以运内劳宫法运之,然后屈患儿四指向上,以左手握住,再以食指、中指自内关、间使,循天河向上一起一落打至洪池为一次。打10～20次。

【又法】以拇指、中指由内关起,循天河弹到洪池。

【功效】主凉退热,通经络,行气血。

3. 黄蜂入洞法

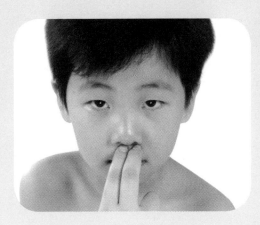

【部位】在两鼻孔。

【手法】医者以左手扶患儿头部,右手食指、中指分别入患儿鼻孔揉之。

【功效】能通气、祛风寒,主大热、发汗。

4. 水底捞明月法

【部位】在小指掌面至手心处。

【手法】医者先以左手持患儿四指,再以右手食指、中指固定患儿拇指,然后以拇指自患儿小指尖,推至小天心处,再转入内劳宫为一遍。推30~50遍。

【功效】大凉,可退热。

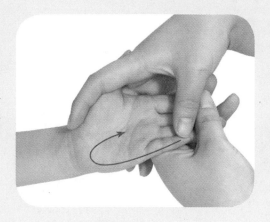

5. 飞经走气法

【部位】自曲池至手指梢。

【手法】医者先用右手握患儿左手四指
不动,再以左手四指,从曲池起,
按之、跳之,至总经(总筋)处数
次。再拿住患儿阴池、阳池二
穴,然后右手将患儿左手四指
向上往外,一伸一屈,连续操作
20 ~ 50次。

【功效】行一身之气,清肺化痰。

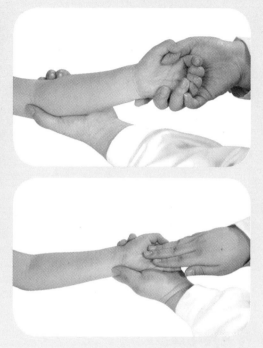

6. 按弦走搓摩法

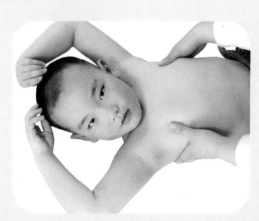

【部位】从两胁至肚角。

【手法】令人抱患儿于怀中,最好能将患
儿两手交叉搭在两肩上,或让患
儿仰卧,两手上举至头部,医者
以两手从患儿两胁搓摩至肚角
处50 ~ 100次。

【功效】顺气化痰,除胸闷,开积聚。

7. 二龙戏珠法

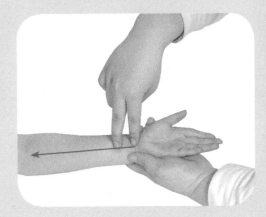

【部位】在前臂正面。

【手法】医者以左手持患儿手,使掌心向上,前臂伸直,右手食指、中指自患儿总经(总筋)处起,以指端交互向前按之,直至曲池为一遍。按20～30遍。

【功效】镇惊定搐,调和气血。

8. 苍龙摆尾法

【部位】手及肘部。

【手法】医者用左手托患儿肘肘,右手拿患儿食指、中指、无名指,左右摇动如摆尾之状。摇20～30次。

【功效】退热,开胸,通便。

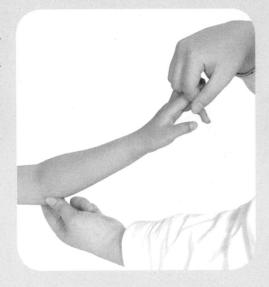

9. 猿猴摘果法

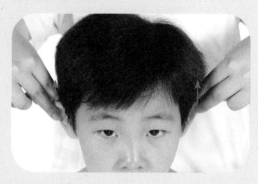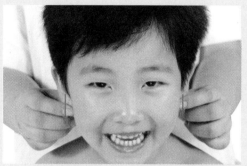

【部位】在两耳尖及两耳垂。

【手法】医者以两手食指、中指夹住患儿两耳尖向上提10～20次,再以拇指、食指捏两耳垂向下扯10～20次,如猿猴摘果之状。

【功效】定惊悸,除寒积。

10. 揉脐及龟尾并擦七节骨法

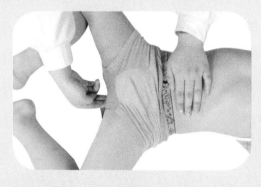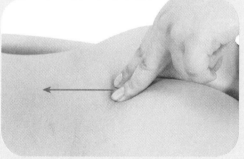

【部位】肚脐;第4腰椎下至尾椎骨端。

【手法】先令患儿仰卧,医者一手揉脐,另一手揉龟尾。揉毕再令患儿伏卧,自龟尾上推至七节骨为补,反之为泻。

【功效】止泻,止痢。治赤白痢疾,必先泻后补,首先去大肠热毒,然后方可用补。

11. 赤凤点头法

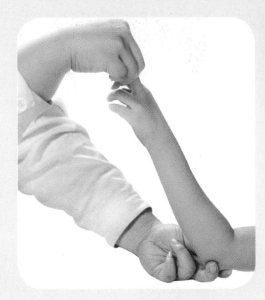

【部位】在手中指及肘部。

【手法】医者用左手拿患儿胛肘,右手拿
患儿中指上下摇之,如赤凤点头
之状,摇 20 ~ 30 次。

【功效】消膨胀,定喘息,通关顺气,补血
宁心。

12. 凤凰展翅法

【部位】在手背部。

【手法】医者以两手拇指掐患儿精宁、威
灵二穴,上下摇动如凤凰展翅
状。摇 20 ~ 50 次。

【功效】救暴亡,舒喘胀,除噎,定惊。

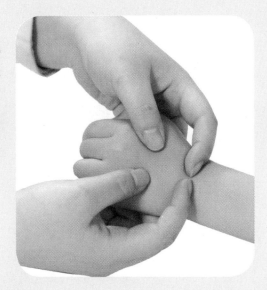

13. 按肩井法（即总收法）

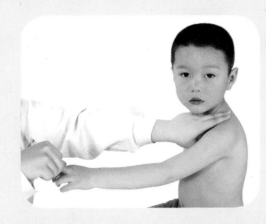

【部位】在食指、无名指及肩部。

【手法】医者以左手食指、中指按患儿肩井穴（在大椎与肩峰连线之中点），再以右手紧拿患儿中指，使患儿上肢伸直摇之。摇20～30次。

【功效】能通行一身之气血，诸症推毕，均宜此法收之。

【按语】

　　十三大手法的内容为摇䏐肘法、打马过天河法、黄蜂入洞法、水底捞明月法、飞经走气法、二龙戏珠法、苍龙摆尾法、按弦走搓摩法、猿猴摘果法、赤凤点头法、凤凰展翅法、揉脐及龟尾并擦七节骨法、按肩井法。

　　此十三大手法为孙老在临床治疗时经常用的复合手法，也是教学过程中必传的重要内容之一。每法都有明确的操作部位、具体的手法操作要领、应用的次数及效用，并附以早年的影像图及改进后的线条图，做到图文并茂。

　　在临床上孙老每治一种病必配二三种大手法，如开始先做四大手法，治疗结束时常做摇䏐肘法并必做按肩井法，前者顺气和血、通经活络，后者肩井为大关津，按而摇之意为关闭津门以防汗出复感。如遇惊吓造成的夜啼首选猿猴摘果法，取其镇静安神之意；对急惊、慢惊、急重症时，可取凤凰展翅法，因为掐住精宁、威灵本可治疗急惊暴死，加之摇动腕肘关节加强通利关节、调和气血之力，两者结合，使暴亡及时苏醒，为抢救争取时间。不论外感或内伤引起的咳嗽憋喘、胸闷气短、痰涎壅阻，可配合飞经走气法、按弦走搓摩法、开璇玑法等，既能宽胸理气祛痰，又可消积导滞，还利于缓解症状。凡发热，处方中可根据表里虚实选取二龙戏珠法、打马过天河法、水底捞明月法,以增强退热之效果。

如腹泻腹胀、大便秘结不通、乳食积滞,甚至肝脾肿大,病后失调或因妄使攻伐造成肝脾胃的损伤,可选用按弦走搓摩法、苍龙摆尾法,不但能消痰积、气积、癥块,并能通闭结;如遇腹痛因寒而致,处方中配赤凤点头法;伤食痛配天门入虎口加苍龙摆尾法;小儿麻痹症上肢不能抬举屈伸,可配合凤凰展翅法加按揉肩井、摇肘法等。

孙老在临床运用十三大手法时,并非一成不变地程式化操作,而是根据病情的需要,灵活变化推拿的方向、施术的力度、手法的频率,使得同一手法具有了多种功效:既可以祛邪实,又可以补正虚,或者补中寓泻,或者泻中寓补,因而泻邪实而不伤正,补正虚而不留邪。比如:运用揉脐及龟尾并擦七节骨法治疗热泻时,须向下擦七节骨,达到泻热通便的目的,而在治疗脾虚泻时,须向上擦七节骨,起到补虚固涩的作用。还有按弦走搓摩法、飞经走气法,如果用于行气则手法轻而快,用于化痰则手法重而缓。再如赤凤点头法用于虚寒性腹痛时,手法操作轻柔和缓,以通关顺气、温中祛寒,用于热吐则上下摆动幅度大,摆动有力,频率快,以起到消积除胀、通关泻热的作用。

目前临床治疗范围不断扩大,如治疗过敏性鼻炎、腺样体肥大、新生儿突发鼻塞流清涕并张口喘气等,在辨证基础上加黄蜂入洞法、天门入虎口、摩囟门,很快能缓解鼻塞气急;咳嗽连声不断,昼以继夜,可配以飞经走气法、按弦走搓摩法,加按揉中府穴,推拿1～2次连咳可终止;小儿不寐症即现代医学称之为小儿睡眠障碍综合征,其原因复杂,很难对症用药,往往使家长心身疲惫、焦虑不安,处方中配以赤凤点头法、二龙戏珠法、摇肘法,很快使气血调和、阴阳平衡。此类例子数不胜数,只要用心练习,正确辨证,合理搭配,祛除病魔拈手即来。

十三大手法是孙老宗先贤之法,增以己见而成,实用性强、操作简便易于掌握,其精华是利用肢体骨节屈伸摇动,达到百节通利、邪气外泄、脏气内固的作用,从而提高疗效,缓解患儿紧张情绪,使患儿家长满意。

孙老对十三大手法的总结及临床应用,得到了良好的疗效,并提高了小儿推拿学科的学术地位,使得孙重三小儿推拿得到继承发扬。十三大手法是孙重三小儿推拿的重要组成部分,是孙重三小儿推拿的精华之一,在国内小儿推拿各派中特色鲜明、独树一帜。

第四章

小儿常见病症治疗

推拿可以作为很多小儿常见病症的首选治疗方法。孙老在多年临床工作中总结的推拿处方,对小儿常见病症的治疗有非常好的效果,为无数患儿解除了病痛。

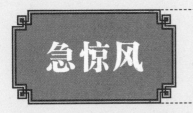

急惊风

惊风是小儿时期的一种急重病症,以抽搐、昏迷为主症,又称"惊厥",俗名"抽风"。急惊风来势急迫,常以高热伴抽风、昏迷为特征。

病因

小儿心火肝热,若触惊受风,则风火相搏,以致神散气乱而发本病,亦有因内挟痰滞、关窍不通所致。

症状

壮热烦急,神志昏迷,手足抽搐,角弓反张,气喘痰鸣,目上直视,口噤不开。

治疗方法

急惊风发作时,掐少商3~5次,掐中冲3~5次,掐威灵3~5次,掐人中3~5次。

特别提示:一般掐后苏醒即止,不必反复操作。

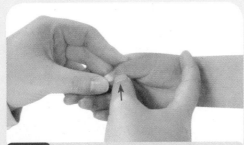

掐少商 拇指的桡侧指甲旁0.1寸,重掐之

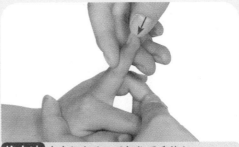

掐中冲 在中指尖端,用拇指甲重掐之

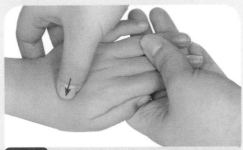

掐威灵 第2、第3掌骨交缝处,掐揉之

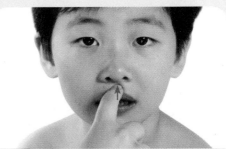

掐人中 在鼻下、唇上之正中,用指甲掐之

待患儿苏醒后，再用：开天门50～200次，分手阴阳100～300次，清天河水100～300次，水底捞明月100～300次，清肺经100～300次，运八卦100～300次，掐五指节每节3～5次。

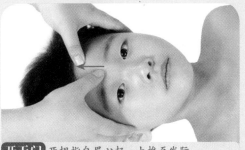

开天门 两拇指自眉心起，上推至发际

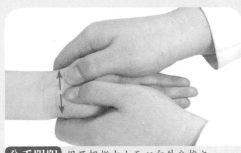

分手阴阳 用两拇指由小天心向外分推之

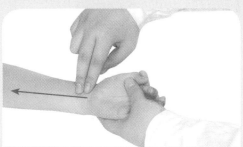

清天河水 自腕部掌侧横纹中点直推至肘弯中间

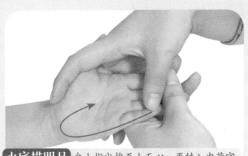

水底捞明月 自小指尖推至小天心，再转入内劳宫

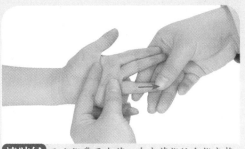

清肺经 无名指掌面末节，自末节指纹向指尖推

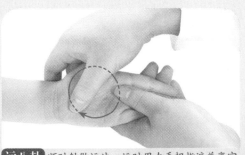

运八卦 顺时针做运法，运时用左手拇指遮盖离宫

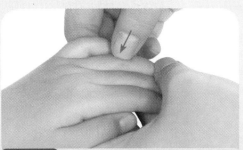

掐五指节 依次掐五指背面中间骨节处，继以揉之

拿后承山5～15次,拿委中5～15次,拿膝眼5～15次,猿猴摘果10～30次。

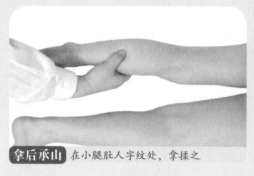

拿后承山 在小腿肚人字纹处,拿揉之

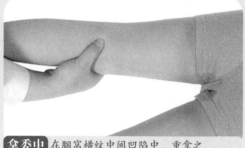

拿委中 在腘窝横纹中间凹陷中,重拿之

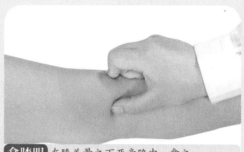

拿膝眼 在膝盖骨之下两旁陷中,拿之

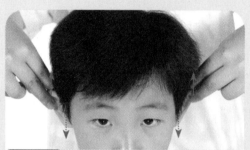

猿猴摘果 上提两尖耳,再下扯两耳垂,同数

按语

　　孙老用高度概括的方式描述急惊风的病因病机、症状及治疗,通篇仅用百余字讲上述内容。急惊风来势急骤,临床上以高热、抽风、昏迷为特征,病变部位为心肝两脏,外因为风热,痰食为内因,病机为风火相煽、神散气乱、关窍不通。正如《太平圣惠方》中指出:"小儿慢惊风者,由乳哺不调,脏腑壅滞,内有积热,为风邪所伤,入舍于心之所致也。"这是小儿惊风最常见的病因之一。婴幼儿时期由于小儿神气怯弱、形气未充,如乍见异物、乍闻异声或不慎跌仆,突然受到外来的刺激而发生惊恐,惊则伤神,恐则伤志,致心神不宁,惊惕不安,气机逆乱,则可出现一时性惊厥。威灵、精宁、五指节对惊吓引起的急惊风有特效。《黄帝内经》有"诸风掉眩,皆属于肝"的叙述,急惊风属风,木有余之,热盛生痰,痰盛生风。总之,急惊风为有余之症,有余则泻之,热则清之,治疗急惊风必先豁痰、祛风、解热。解热必先祛邪,祛邪的方法可用掐、拿、推,同时亦可用药物。如心经热而致惊者,拿威灵、精宁,醒后用开天门、分手阴阳、退六腑、运八卦、推坎入艮、水底捞明月、引水上天河。

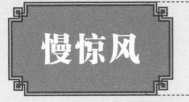
慢惊风

慢惊风为小儿惊风的一种类型，来势缓慢，以反复抽搐、昏迷或瘫痪为主症，预后一般较差。

病因

多因小儿禀赋虚弱，吐泻久痢之后，调养失宜而发本病。亦有因风寒、饮食、积滞、误汗、误下，或急惊未能根治而转成此病。

症状

神昏气短，手足抽搐时作时止，面色淡黄，睡卧露睛，小便清长，便溏，或完谷不化。

治疗方法

分手阴阳100～300次，推三关100～300次，运八卦100～300次。

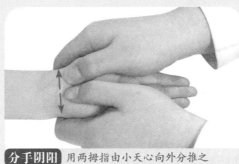
分手阴阳 用两拇指由小天心向外分推之

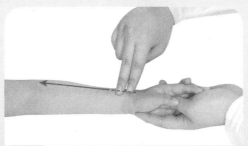
推三关 在前臂桡骨上缘，自大横纹头推至曲池

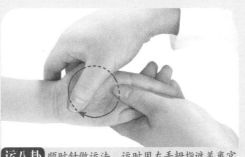
运八卦 顺时针做运法，运时用左手拇指遮盖离宫

天门入虎口 100 ～ 300 次, 掐小天心 5 ～ 15 次, 掐五指节每节 3 ～ 5 遍, 推运三阴交 50 ～ 100 次, 赤凤点头 30 ～ 50 次。

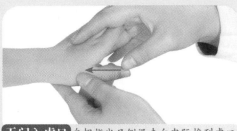

天门入虎口 自拇指尖尺侧沿赤白肉际推到虎口

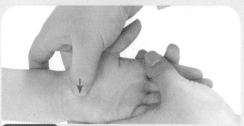

掐小天心 在手掌根正中处, 用拇指甲掐之

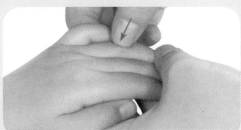

掐五指节 依次掐五指背面中间骨节处, 继以揉之

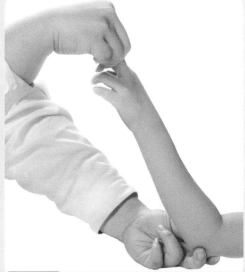

推运三阴交 在足内踝上3寸, 推运之

赤凤点头 左手托肘, 右手拿患儿中指上下摇之

[按语]

　　孙老所处的时代以传染病、麻疹、惊痫等为重为多。故他在"小儿常见病症治疗"篇开始就介绍急惊风, 然后是慢惊风, 但它涵盖的内容是热痰风惊。一般小儿有热, 热盛生痰, 痰盛生惊, 惊盛发搐, 抽搐严重就会出现八候等。自古至今惊风仍是最危险的证候。一般病情凶吉难定, 且变化迅速, 往往会给小儿带来一定的损害。故在古代已被列为四大证之一。孙老在临床上经常接触到脑膜炎、中毒性痢疾、颅内肿瘤、癫痫等危重疾病患者, 一般严重者起效慢、疗程长, 病情轻者起效快, 严重的会留下后遗症。在治疗惊风的过程中, 控制惊风的发作是疾病转归的关键, 推拿治疗是最常用的方法之一。

热吐

小儿热吐,见于《婴童百问》,指小儿胃有积食,化热作吐。

病因

小儿胃有积热,食不下行,以致食入即吐,也有因过食煎煿之物、辛热诸品,热积于胃而致的。

症状

面赤唇红,发热烦躁,小便色赤,口渴饮冷,吐次少而吐物多,并有热臭气。

治疗方法

阴阳与三关、六腑相互配合应用能平衡一身之阴阳,纠正机体的偏盛偏衰。本病八纲辨证属阳,故多退六腑,少推三关。分手阴阳100～300次、推三关50次、退六腑300～500次。

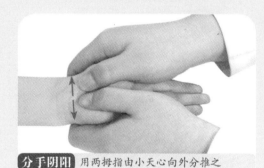

分手阴阳 用两拇指由小天心向外分推之

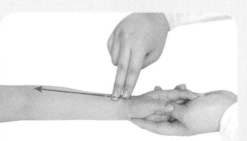

推三关 在前臂桡骨上缘,自大横纹头推至曲池

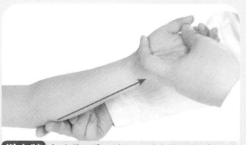

退六腑 在前臂尺骨下缘,从肘尖推至大横纹头

运八卦 100 ~ 300 次,清肺经 100 ~ 300 次。

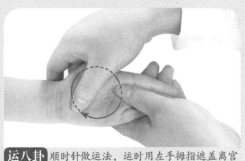
运八卦 顺时针做运法,运时用左手拇指遮盖离宫

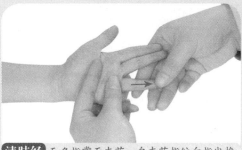
清肺经 无名指掌面末节,自末节指纹向指尖推

运内劳宫、水底捞明月配合运土入水、推脾土(泻法)能清脏腑之郁热。运土入水 100 ~ 300 次,推脾土 100 ~ 300 次,运内劳宫 100 ~ 300 次,水底捞明月 100 ~ 300 次。

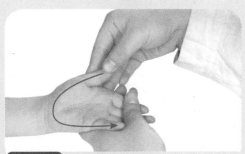
运土入水 自拇指端循手掌边缘向上推运至小指端

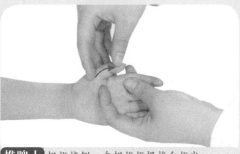
推脾土 拇指桡侧,自拇指指根推向指尖

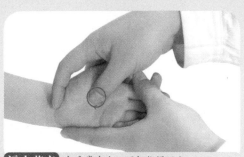
运内劳宫 在手掌中央,用拇指揉运之

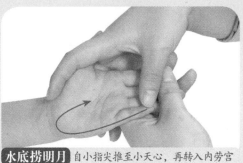
水底捞明月 自小指尖推至小天心,再转入内劳宫

按弦走搓摩 30 ~ 100 次,揉涌泉 100 ~ 200 次,赤凤点头 30 ~ 50 次。

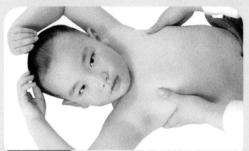

按弦走搓摩 以两手从两胁搓摩至肚角

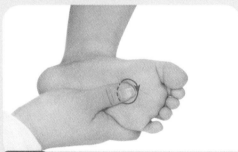

揉涌泉 屈足蜷趾时足心最凹陷中，揉之

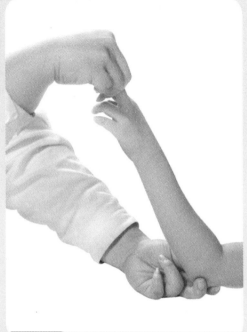

赤凤点头 左手托肘，右手拿患儿中指上下摇之

按语

　　热吐证属实,多因食而起,病位在胃。胃为阳土,性喜清凉,小儿过食辛热或煎煿难化之物,或乳母多食辛热厚味将热乳哺于小儿,或外邪入里化热,陷于阳明,与胃中食物相搏结,以致小儿胃中积热,积热化火,所谓"诸逆冲上,皆属于火,诸呕吐酸,皆属于热",故食不下行,食入即吐,热盛于胃,循经上面,故面赤唇红、发热烦躁、口渴饮冷。

　　本病病机总属邪热内扰、胃气上逆,治法宜清热和胃,降逆止呕。

　　方中阴阳与三关、六腑相互配合应用能平衡一身之阴阳,纠正机体的阴阳偏盛偏衰,本病八纲辨证属阳,故多退六腑,少推三关。运内劳宫、水底捞明月配合运土入水、推脾土(泻法)能清脏腑之郁热,运八卦配合按弦走搓摩能顺气开积聚,调畅脏腑之气机,运用上述手法则胃中积热得以清泻,上逆之胃气得以下降,再揉涌泉以加强止吐效果,继以能清热、通关、顺气的赤凤点头收功。

验案举例

张某,男,1岁,1965年6月11日初诊。

呕吐5天,每日3~5次进食吐食、饮水吐水,近2日未大便,小便深黄,脉浮紧无力,体温37.1℃,舌苔白腻滑润。曾服西药治疗无效,求治于师。

诊断:

湿热呕吐。

治则:

清利湿热,和降胃气。

处方:

推天柱骨,分腹阴阳,运八卦,推箕门。

推拿1次呕吐止,2次余症消失,痊愈。

(摘自《中国推拿术》毕永升老师介绍小儿推拿老中医孙重三的学术经验)

> **按语**
> 本病发于长夏之初,多因暑热挟湿困阻中阳,湿浊阻遏气机,内热不得宣泄,故体温不高;热灼津液,故见大便不通,小便深黄;舌与脉也均显示湿浊困阻之象。治宜上下分消湿邪,畅通气机,降逆止呕。推天柱骨可消上中焦湿热,和降胃气;推箕门可利下焦湿热,使湿从小便排出;分腹阴阳、运八卦可调畅脏腑气机,恢复身体正常机能。

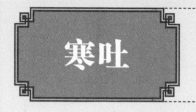

寒吐

小儿寒吐,指小儿因脾胃虚寒或进食生冷而引起的呕吐,可见早食暮吐,或暮食早吐,吐出物不消化,可伴腹部隐痛。

病因

多因小儿体质素弱,过食生冷或伤宿乳,以致胃寒停饮,胃虚不纳而作吐。

症状

喜热恶寒,面白神疲,四肢清冷,食入不化,吐次多而吐物少,无酸臭气。可伴腹部隐痛,大便稀溏。

治疗方法

阴阳、三关、六腑配合作为开门穴来调整机体阴阳。分手阴阳100 ~ 300次,推三关300 ~ 500次,退六腑50次。

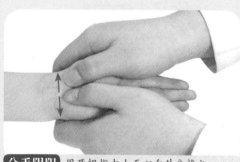

分手阴阳 用两拇指由小天心向外分推之

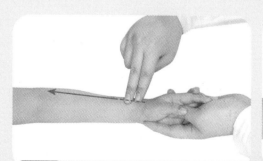

推三关 在前臂桡骨上缘,自大横纹头推至曲池

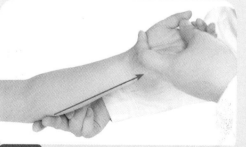

退六腑 在前臂尺骨下缘,从肘尖推至大横纹头

补脾土 100 ～ 300 次,运八卦 100 ～ 300 次。

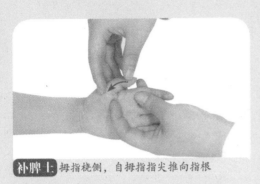

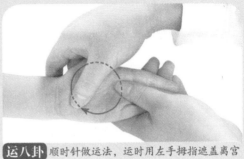

补脾土 拇指桡侧,自拇指指尖推向指根

运八卦 顺时针做运法,运时用左手拇指遮盖离宫

天门入虎口 100 ～ 300 次,推天柱骨 50 ～ 100 次。

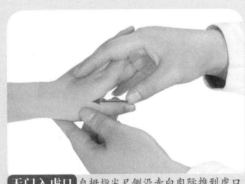

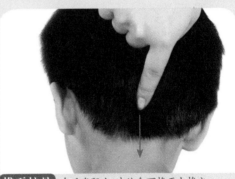

天门入虎口 自拇指尖尺侧沿赤白肉际推到虎口

推天柱骨 自后发际上1寸处向下推至大椎穴

揉中脘 100 ～ 200 次,按弦走搓摩 30 ～ 50 次。

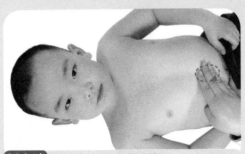

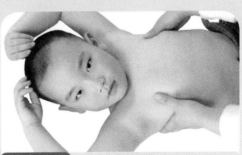

揉中脘 脐上4寸,用四指按而揉之

按弦走搓摩 以两手从两胁搓摩至肚角

掐足三里 50 ~ 100 次,按肩井 5 ~ 10 次。

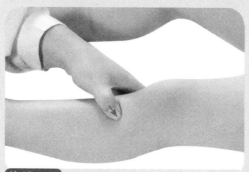 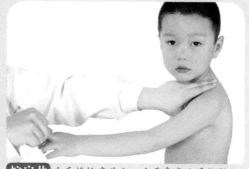

掐足三里 外膝眼下3寸,胫骨外一横指,掐揉之　　**按肩井** 左手掐按肩井穴,右手拿患儿手指摇之

按语

　　寒吐多因小儿禀赋不足,素体阳虚,或过食生冷,或乳母当风取凉将寒乳哺于小儿所致,若过食生冷,或临风食乳,则易形成胃中寒积。《素问·举痛论》曰:"寒气客于肠胃,厥逆上出,故痛而呕也。"脾主四肢,其华在唇四白,脾阳受损则四肢清冷、面白神疲、喜热恶寒。

　　本病病机总属脾阳不振、胃气上逆,治以温脾散寒、和胃降逆。

　　阴阳、三关、六腑配合作为开门穴来调整机体阴阳,推三关、补脾土、运八卦、掐足三里、揉中脘配合能温脾阳、健脾气、助脾运,以治脾阳不振之本;天门入虎口、按弦走搓摩、推天柱骨,调畅气机,以治胃气上逆之标。标本同治,诸症易除,继以按肩井以和阴阳、调气血收功。

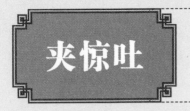

夹惊吐

小儿夹惊吐,多因小儿进食时或刚进食后受惊,导致胃部气机紊乱,胃气上逆而致呕吐。

病因

多由饮食之时,或饮食方过,忽被惊邪所触,以致气逆胃反而成呕吐。也有因惊风症而引起者。

症状

身热烦躁,心神不安,卧睡不宁,时吐清涎,手足搐搦。

治疗方法

分手阴阳 100～300 次,推脾土(先清后补)100～300 次,运八卦100～300 次。

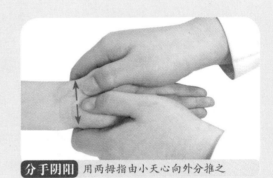

分手阴阳 用两拇指由小天心向外分推之

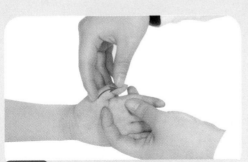

推脾土 自拇指指根推向指尖,反之为补

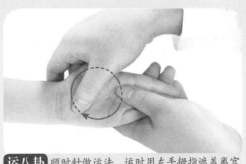

运八卦 顺时针做运法,运时用左手拇指遮盖离宫

清心经 100 ~ 300 次,清肝经 100 ~ 300 次。

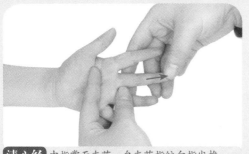

清心经 中指掌面末节,自末节指纹向指尖推

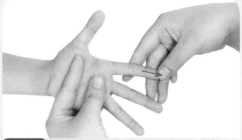

清肝经 食指掌面末节,自末节指纹向指尖推

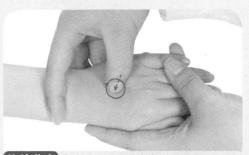

掐外劳宫 在手背,与内劳宫相对,掐揉之

掐外劳宫 5 ~ 10 次,
掐后继揉 100 ~ 200 次。

推天柱骨 100 ~ 200 次,揉涌泉 50 ~ 200 次,掐十王每穴 3 ~ 5 次,掐五指节每节 3 ~ 5 次,赤凤点头 30 ~ 50 次。

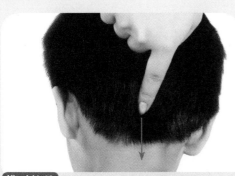

推天柱骨 自后发际上1寸处向下推至大椎穴

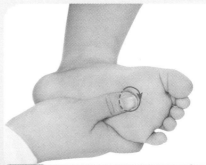

揉涌泉 屈足蜷趾时足心最凹陷中,揉之

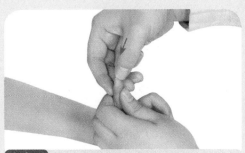

掐十王 两手五指尖，先掐中指，后逐指掐之

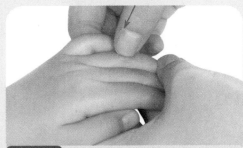

掐五指节 依次掐五指背面中间骨节处，继以揉之

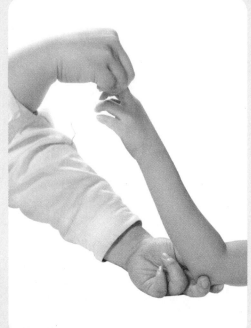

赤凤点头 左手托肘，右手拿患儿中指上下摇之

按语

　　小儿神气怯弱，元气未充，如突见生人，目睹异物，耳闻异声，突然跌仆或暴受惊恐易致气机逆乱。心者，君主之官，心神被扰，君主之令失施，则见心神不安、卧睡不宁；肝者，将军之官，将军之气扰动，则肝气逆乱，横逆犯胃，胃气不和而上逆。正如《厘正按摩要术》所云："足厥阴所生病者，胸满呕逆、呕吐。"

　　本病病机为心神不宁、气机逆乱，治则镇惊止吐。

　　处方中推心经、推肝经、掐十王以平肝息风、清心镇惊，使君主、将军气行令施，则惊恐自愈。推脾土、运八卦培土健脾，以制衡肝木之横克，推天柱骨、揉涌泉能降胃气，收以掐五指节、赤凤点头。

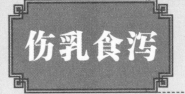

伤乳食泻

伤乳食泻,见于《医宗金鉴·幼科杂病心法要诀》,由于乳食不节,损伤脾胃,致胃肠运化传导失常所致。

病因

由于乳食过饱,或恣食肥甘,以致损伤脾胃而成。

症状

口嗳酸气,腹热胀满,口渴恶食,小便赤涩,泻时腹痛,泻后痛减。

治疗方法

分手阴阳 100 ~ 300 次,推三关 100 ~ 300 次,退六腑 100 ~ 300 次。

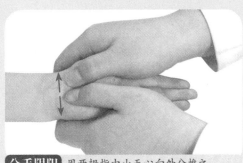

分手阴阳 用两拇指由小天心向外分推之

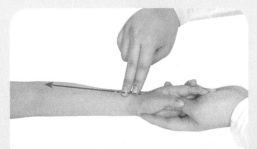

推三关 在前臂桡骨上缘,自大横纹头推至曲池

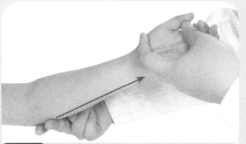

退六腑 在前臂尺骨下缘,从肘尖推至大横纹头

天门入虎口 100 ~ 300 次，补脾土 100 ~ 300 次。

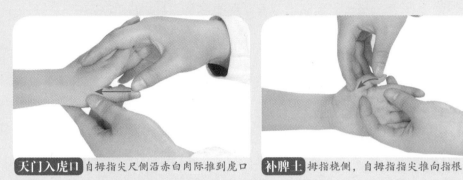

天门入虎口 自拇指尖尺侧沿赤白肉际推到虎口　　**补脾土** 拇指桡侧，自拇指指尖推向指根

运八卦 100 ~ 300 次，侧推大肠 100 ~ 300 次。

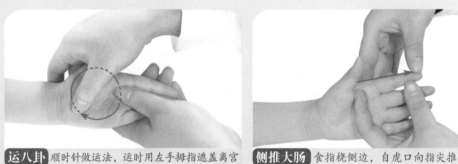

运八卦 顺时针做运法，运时用左手拇指遮盖离宫　　**侧推大肠** 食指桡侧边，自虎口向指尖推

揉中脘 100 ~ 200 次，摩神阙 100 ~ 200 次。

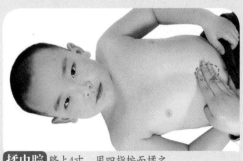
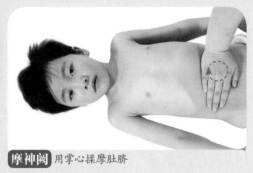

揉中脘 脐上4寸，用四指按而揉之　　**摩神阙** 用掌心揉摩肚脐

拿肚角 5 ～ 10 次，掐足三里
30 ～ 50 次，苍龙摆尾 30 ～ 50 次。

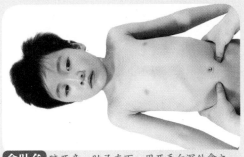

拿肚角 脐两旁，肋弓直下，用两手向深处拿之

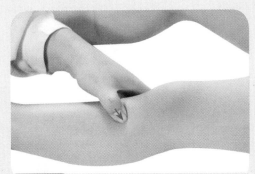

掐足三里 外膝眼下3寸，胫骨外一横指，掐揉之

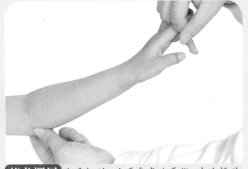

苍龙摆尾 左手托肘，右手拿患儿手指，左右摇动

按语

　　小儿脾胃薄弱，调护喂养不当，乳食过度或恣食肥甘生冷，乳食停滞，损伤脾胃，以致腹泻。《黄帝内经》说："饮食自倍，脾胃乃伤。"食滞肠胃，积而成热，故口嗳酸气、腹热胀满、口渴恶食、小便赤涩。

　　本病病机为乳食积滞、清浊不分、并走大肠，治以运脾和胃、消食化滞。

　　方中补脾土、运八卦能健脾和胃、消食化滞，侧推大肠（清法）清肠中之积滞，摩神阙、揉中脘、掐足三里加强消化和中、健脾和胃的作用，拿肚角为止腹痛之要穴，天门入虎口、苍龙摆尾通关顺气。

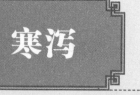

寒泻

小儿寒泻，多因寒气内袭、脾胃阳虚所致，以大便清稀、完谷不化、小便清白为主症，伴腹痛隐隐、肠鸣腹胀等。

病因

小儿过食生冷或腹部受寒，以致寒邪凝结中焦，脾失运化所致。

症状

肠鸣腹胀，泄泻清稀，时有疼痛，精神疲倦，面唇俱白，口气温和，不思饮食。

治疗方法

分手阴阳 100 ～ 300 次，推三关 300 ～ 500 次，退六腑 50 次。

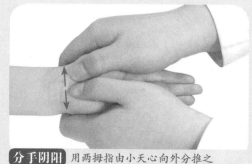

分手阴阳 用两拇指由小天心向外分推之

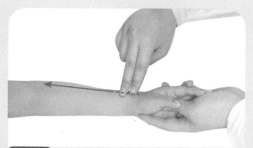

推三关 在前臂桡骨上缘，自大横纹头推至曲池

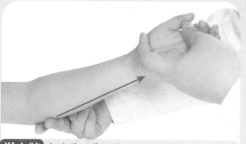

退六腑 在前臂尺骨下缘，从肘尖推至大横纹头

运八卦 100 ~ 300 次,补脾土 100 ~ 300 次。

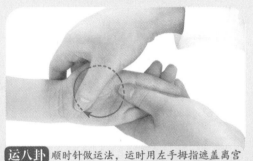

运八卦 顺时针做运法,运时用左手拇指遮盖离宫　　**补脾土** 拇指桡侧,自拇指指尖推向指根

侧推大肠 100 ~ 300 次,补肺经 100 ~ 300 次。

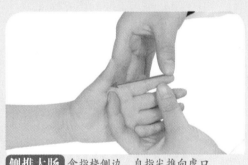
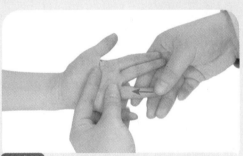

侧推大肠 食指桡侧边,自指尖推向虎口　　**补肺经** 无名指掌面末节,自指尖向末节指纹推

补肾水 100 ~ 300 次,天门入虎口 100 ~ 300 次。

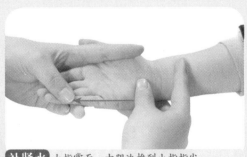
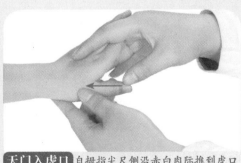

补肾水 小指掌面,由阴池推到小指指尖　　**天门入虎口** 自拇指尖尺侧沿赤白肉际推到虎口

推上七节骨 50～200 次,揉龟尾 100～200 次,掐足三里 50～100 次,按肩井 5～10 次。

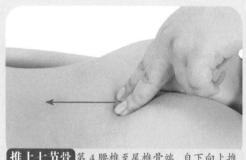

推上七节骨 第 4 腰椎至尾椎骨端,自下向上推

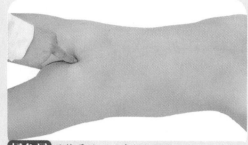

揉龟尾 尾椎骨端,用中指指端揉

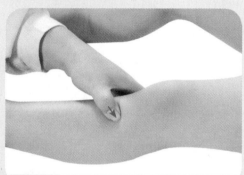

掐足三里 外膝眼下3寸,胫骨外一横指,掐揉之

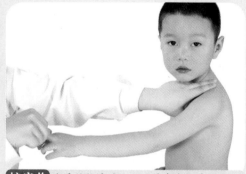

按肩井 左手掐按肩井穴,右手拿患儿手指摇之

按语

小儿脏腑薄弱,冷热不知自调,易受外感而成疾。《黄帝内经》曰:"因于露风,乃生寒热,是以春伤于风,邪气留连,乃为洞泄。"《黄帝内经》中指出:"多寒则肠鸣飧泄,食不化。"说明风寒之邪是造成寒泻的外因,再者现代小儿过食生冷也是造成寒邪直伤中阳的重要原因。《黄帝内经》说:"寒气客于小肠,小肠不得成聚,故后泄腹痛矣。"寒邪凝于中焦,损伤脾阳,脾胃运化失常,故见泄泻清稀,色淡不臭,面唇俱白,口不渴,小便清长。古有无湿不成泻之说,故风寒之邪气往往与湿邪相合而致病。

《厘正按摩要术》曰:"泄泻证皆兼湿,初宜分理中焦,渗利下焦,久则升举。"本病的病机为寒湿损伤中阳,脾胃运化失司,故治则为温中散寒、化湿止泻。

阴阳、三关、六腑之配合兹不赘述,方中补脾土、运八卦、掐足三里能健脾化湿、温中散寒;补肾水能补先天命门之火,以温煦中焦之脾土;推大肠、推上七节骨、揉龟尾能固肠止泻;按肩井为收式,临床上孙老几乎每病都用此手法收功。

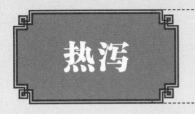

热泻

小儿热泻乃因热迫大肠引起,亦名"火泻"。泻下黄白如糜,或黏腻,气味臭秽。

病因

多由内因肠胃积热,外感不正之气,以致传化失职而发本病。

症状

暴注下迫,泻多黄水,肛门灼热,小便短赤,口渴,烦躁,腹痛,身热。

治疗方法

分手阴阳100 ~ 300次,推三关50次,退六腑300 ~ 500次,推脾土100 ~ 300次。

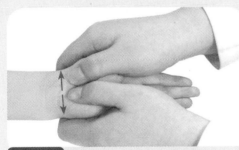

分手阴阳 用两拇指由小天心向外分推之

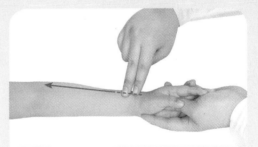

推三关 在前臂桡骨上缘,自大横纹头推至曲池

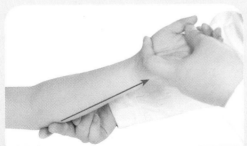

退六腑 在前臂尺骨下缘,从肘尖推至大横纹头

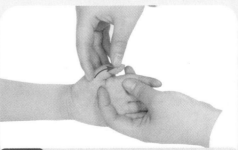

推脾土 拇指桡侧,自拇指指根推向指尖

清心经 100 ~ 300 次,清肾水 100 ~ 300 次。

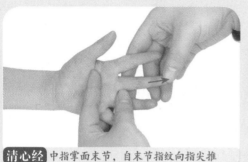

清心经 中指掌面末节,自末节指纹向指尖推　　**清肾水** 小指掌面,从小指指尖推到阴池

侧推大肠 100 ~ 300 次,揉外劳宫 100 ~ 300 次。

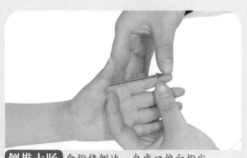
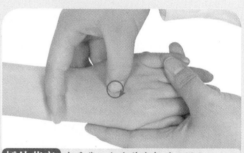

侧推大肠 食指桡侧边,自虎口推向指尖　　**揉外劳宫** 在手背,与内劳宫相对,揉之

运八卦 100 ~ 300 次,水底捞明月 100 ~ 300 次。

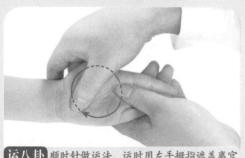
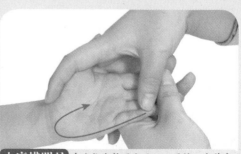

运八卦 顺时针做运法,运时用左手拇指遮盖离宫　　**水底捞明月** 自小指尖推至小天心,再转入内劳宫

苍龙摆尾 30 ~ 50 次,分腹阴阳 50 ~ 100 次,揉脐及龟尾 50 ~ 100 次,掐足三里 10 ~ 50 次。

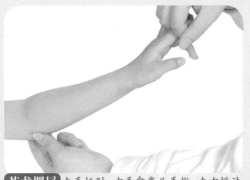
苍龙摆尾 左手托肘,右手拿患儿手指,左右摇动

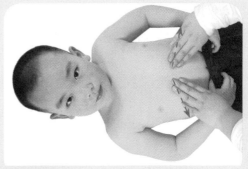
分腹阴阳 用两手四指自中脘穴向两旁斜下分推

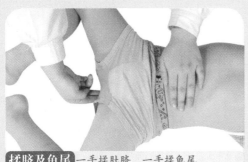
揉脐及龟尾 一手揉肚脐,一手揉龟尾

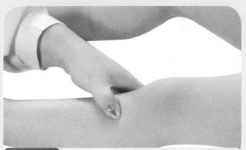
掐足三里 外膝眼下3寸,胫骨外一横指,掐揉之

按语

近年来,社会物质丰富,家长往往给幼儿喂食厚味肥甘(如海参、鲍鱼等),以致患儿肠胃素有积热,易感召外来湿热之邪,所谓同气相求也,湿热之邪蕴结脾胃,下注大肠,大肠传化失职,故见暴注下迫,湿热交蒸,壅结肠胃气机,故见泻下色黄而臭。《黄帝内经》曰:"诸呕吐酸,暴注下迫,皆属于热。"上述症状皆一派湿热壅盛之象,治则以清热利湿、调中止泻。

方宜以清法施治,退六腑、推脾土、推大肠清利湿热,清心经、水底捞明月加强清热之功,清肾水使湿热之邪从小便而走,运八卦、分腹阴阳、揉脐及龟尾调理肠腑气机,苍龙摆尾有退热开胸之功效。《景岳全书》指出"凡泄泻之病,多由水谷不分,故以利水为上策"。所以临床见腹泻而小便又少者,当以利小便以实大便,忌用补法以防有闭门留寇之嫌。

验案举例

赵某,男,2岁,1965年6月初诊。

发热、腹泻9个小时,体温38℃,泻下黄水,暴注下迫,量多,口渴欲饮水,食欲不振,指纹紫红,脉浮。

诊断:

热泻。

治则:

清热利湿,止泻。

处方:

四大手法,清天河水,清脾经,侧推大肠,推箕门,掐揉足三里。

按上方推拿1次痊愈。

(摘自《中国推拿术》毕永升老师介绍小儿推拿老中医孙重三的学术经验)

> 按语
> 　　长夏之时,湿热主令,调适不当,湿热内侵,故见体热、口渴欲饮,湿热下注大肠,则见泻下黄水、暴注下迫,指纹脉象均示外感湿热之象,治宜解表清热、化湿调中,方中四大手法以解表邪,清天河水、清脾经以清热利湿,侧推大肠、推箕门从下焦分利湿热之邪,给邪以出路,掐揉足三里调理脾胃,诸穴合用表里同治,标本兼顾,效如桴槌。

脾虚泻

小儿脾虚泻多因小儿脾胃受损，脾失健运所致，症见久泻不愈，或时泻时止。

病因

小儿体质素弱，饮食不节，伤及脾胃而患泄泻，或久泻伤脾，脾失健运，亦可发生本病。

症状

食后作泻，腹满，不渴，面黄肌瘦，精神疲惫，不思饮食。

治疗方法

推三关100～300次，补脾土300～500次，运八卦100～300次。

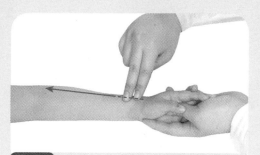

推三关 在前臂桡骨上缘，自大横纹头推至曲池

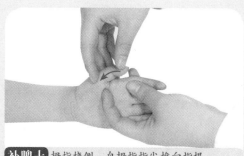

补脾土 拇指桡侧，自拇指指尖推向指根

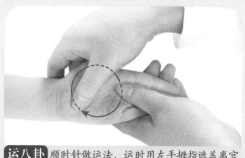

运八卦 顺时针做运法，运时用左手拇指遮盖离宫

天门入虎口 100 ～ 300 次,运水入土 100 ～ 300 次。

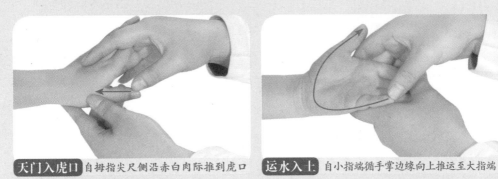

天门入虎口 自拇指尖尺侧沿赤白肉际推到虎口　**运水入土** 自小指端循手掌边缘向上推运至大指端

补肾水 100 ～ 300 次,侧推大肠 100 ～ 300 次。

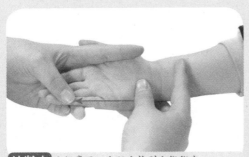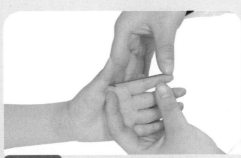

补肾水 小指掌面,由阴池推到小指指尖　**侧推大肠** 食指桡侧边,自指尖推向虎口

揉中脘 50 ～ 200 次,揉脐及龟尾 50 ～ 200 次。

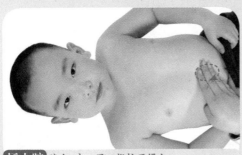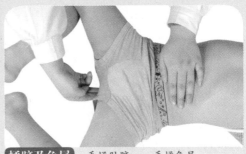

揉中脘 脐上4寸,用四指按而揉之　**揉脐及龟尾** 一手揉肚脐,一手揉龟尾

推上七节骨100～200次，
掐足三里30～500次，按肩井
5～10次。

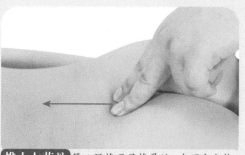

推上七节骨 第4腰椎至尾椎骨端，自下向上推

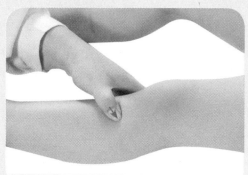

掐足三里 外膝眼下3寸，胫骨外一横指，掐揉之

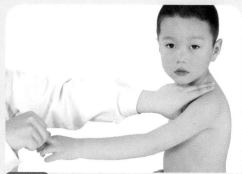

按肩井 左手掐按肩井穴，右手拿患儿手指摇之

按语

　　脾为后天之本，脾气健运，饮食水谷就能化为精微濡养四肢百骸。小儿先天禀赋不足，或饮食不节，或久病伤脾都可以导致脾气的损伤。故《幼幼集成》云："夫泄泻之本，无不由于脾胃。盖胃为水谷之海，而脾主运化，使脾健胃和，则水谷腐化，而为气血以行荣卫。若饮食失节，寒温不调，以致脾胃受伤，则水反为湿，谷反为滞，精华之气不能输化，乃至合污下降，而泄泻作矣。"

　　日久可致脾阳损伤而出现四肢冰凉，脾主四肢故也，脾肾两脏乃人体之后天和先天之本，相互滋生，脾虚日久可致肾阳受损转成脾肾阳虚之五更泻。

　　本病其本在脾虚失运，其标为湿浊停滞，治则以健脾益气、温阳止泻。

　　本病以食后作泻、腹满、面黄肌瘦、不思饮食为主症，治则以健运脾气为主，宜多补脾土；若出现四肢不温则是脾阳受损，宜多推三关；若出现五更泻，大便完谷不化或见脱肛，此乃脾肾之阳俱损，宜多补肾水。在临床中，治疗脾虚泻时往往要脾肾兼顾，肾阳为脾阳之根、脾阳为肾阳之标。

验案举例

李某,9个月,1963年9月9日初诊。

腹泻7个月,时好时坏,近10余天来泄泻加剧,日5～6次,泻下黄白色泡沫和不消化食物,饮食不佳,精神萎靡,面黄唇淡,指纹不显,呼吸气弱,脉动无力。

诊断:

脾虚泻。

治则:

健脾止泻。

处方:

补脾经,侧推大肠,推上七节骨,运水入土,掐揉二人上马,掐足三里。

按上方推拿3次而愈。

(摘自《中国推拿术》毕永升老师介绍小儿推拿老中医孙重三的学术经验。)

吐泻

小儿吐泻,即呕吐兼有腹泻,多由于湿热或寒凉伤损胃肠导致运化失常所引起。

病因

本病多由内伤饮食,复挟湿热,以致肠胃不和,升降失职,尤以夏秋之间,湿热盛行,多发本病。本病也可因胃肠受寒致肠胃运化失常所致。

症状

本病多突然发作,临床一般分为寒热两型。

1.**热证吐泻**:吐逆不止,泄泻黄水,口渴饮冷,身热烦躁,小便短赤,喜冷恶热,多为感受暑热所致。

2.**寒证吐泻**:面白神倦,时吐时泻,乳食不化,泻下清稀,口不欲饮,喜热恶冷,多由脾虚感寒所致。

治疗方法

1.**热证吐泻**:分手阴阳100～300次,推脾土(清法)300～500次,运八卦100～300次,运土入水100～300次,侧推大肠(清法)100～300次,清肾水100～300次,清天河水100～300次,掐小天心5～10次(掐后继揉100～200次),掐二人上马5～10次(掐后继揉100～200次),掐四横纹每穴5～10次(掐后继揉100～200次),按肩井5～10次。

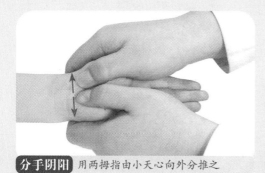

分手阴阳 用两拇指由小天心向外分推之   **推脾土** 拇指桡侧,拇指指根推向指尖

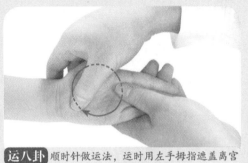

运八卦 顺时针做运法，运时用左手拇指遮盖离宫

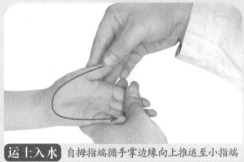

运土入水 自拇指端循手掌边缘向上推运至小指端

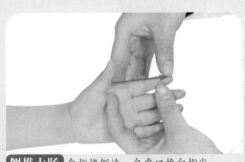
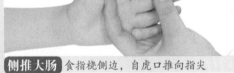

侧推大肠 食指桡侧边，自虎口推向指尖

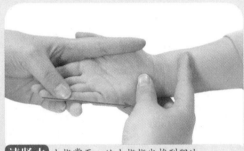

清肾水 小指掌面，从小指指尖推到阴池

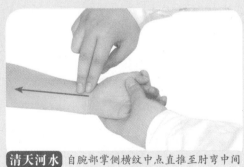

清天河水 自腕部掌侧横纹中点直推至肘弯中间

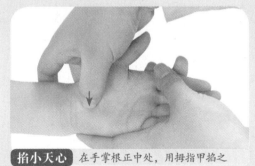

掐小天心 在手掌根正中处，用拇指甲掐之

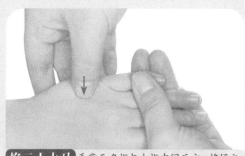

掐二人上马 手背无名指与小指中间后方，掐揉之

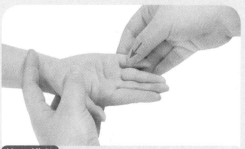

掐四横纹 用拇指甲依次掐四指第2节横纹中间

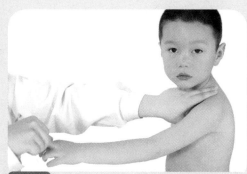

按肩井 左手掐按肩井穴，右手拿患儿手指摇之

2. 寒证吐泻：分手阴阳 100 ~ 300 次，推三关 300 ~ 500 次，退六腑 50 次，补脾土 300 ~ 500 次，天门入虎口 100 ~ 300 次，运八卦 100 ~ 300 次，侧推大肠 100 ~ 300 次，补肾水 100 ~ 300 次，推上七节骨 100 ~ 200 次，按肩井 5 ~ 10 次。

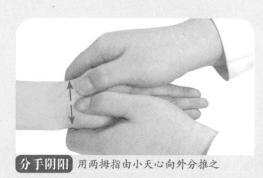

分手阴阳 用两拇指由小天心向外分推之

推三关 在前臂桡骨上缘，自大横纹头推至曲池

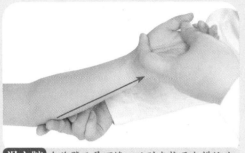

退六腑 在前臂尺骨下缘，从肘尖推至大横纹头

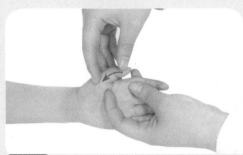

补脾土 拇指桡侧，自拇指指尖推向指根

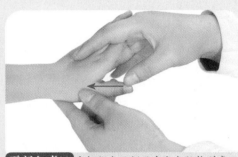

天门入虎口 自拇指尖尺侧沿赤白肉际推到虎口

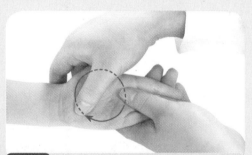

运八卦 顺时针做运法，运时用左手拇指遮盖离宫

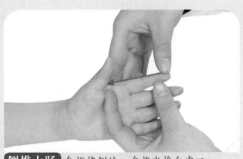

侧推大肠 食指桡侧边，自指尖推向虎口

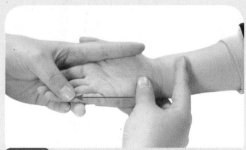

补肾水 小指掌面，由阴池推到小指指尖

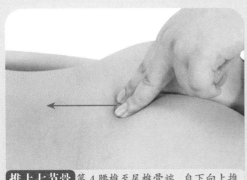

推上七节骨 第4腰椎至尾椎骨端，自下向上推

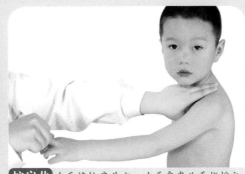

按肩井 左手掐按肩井穴，右手拿患儿手指摇之

按语

　　本病多见于夏季暑湿之邪盛行之时，小儿调护不当，内伤饮食、外感暑湿以致暑湿困脾，阻碍气机，脾胃升降失司而致上吐下泻。偏于热者则热象明显，感受寒湿者多由夏月贪凉所致，在空调盛行的今天，寒湿吐泻亦多见。

　　本病多为湿邪困脾，致脾胃升降失职，故治疗上无论寒证热证，都应围绕利湿的原则，有形之湿邪一祛，则无形之寒热易祛。如热证吐泻，为湿热之邪阻滞中焦气机，气机逆乱则上吐下泻，方中推脾土（清法）、侧推大肠（清法）、清肾水、掐小天心使湿热之邪从二便中走，清天河水、掐二人上马加强清热利小便的作用，掐四横纹、运八卦调畅气机。寒证吐泻，为寒湿之邪阻滞中焦所致，补脾土、补肾水以温补中阳、健脾化湿，侧推大肠、推上七节骨调理肠腑。

痢疾

痢疾,又名"肠澼",是急性肠道传染性疾病,以发热、腹痛、里急后重、大便脓血为主症。

病因

本病多发于夏秋之间,由于恣食生冷,或食不洁之物,或外感暑湿疫疠之邪,脾胃受伤,运化无权,时邪挟湿,下注大肠,酝酿成痢。寒湿之邪,伤及气分的,则为白痢;湿热之邪,伤及血分的,则为赤痢;若疫疠热毒熏蒸,致使胃气上逆的,则成噤口痢。

症状

1. 赤痢:痢下色赤,腹痛,里急后重,烦渴引饮,喜冷恶热,小便短赤。

2. 白痢:痢下色白,肠鸣切痛,面白唇青,渴喜热饮,不思食,小便清。

3. 噤口痢:下痢,不食,身热,唇红,或呕不能食,惟喜饮冷水。

治疗方法

1. 赤痢:分手阴阳100～300次,推三关50～100次,退六腑300～500次,清心经100～300次,侧推大肠100～300次,推脾土(先清后补)100～300次,运八卦100～300次,推肾经100～300次,揉中脘50～200次,拿肚角5～10次,揉脐及龟尾50～200次,掐足三里30～50次,赤凤点头30～50次。

特别提示:蘸姜、葱水推之。推后,肚脐用隔盐灸法效果更好。

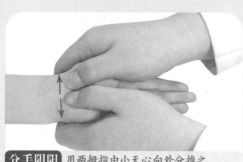

分手阴阳 用两拇指由小天心向外分推之

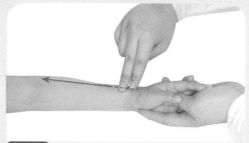

推三关 在前臂桡骨上缘,自大横纹头推至曲池

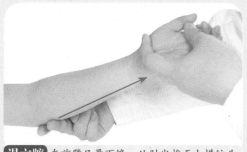

退六腑 在前臂尺骨下缘，从肘尖推至大横纹头

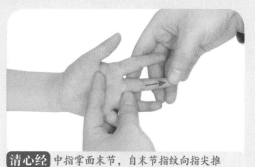

清心经 中指掌面末节，自末节指纹向指尖推

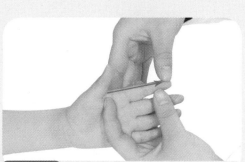

侧推大肠 食指桡侧边，自虎口推向指尖

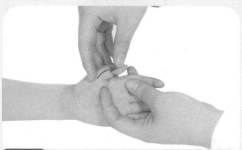

推脾土 自拇指指根推向指尖，反之为补

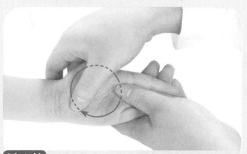

运八卦 顺时针做运法，运时用左手拇指遮盖离宫

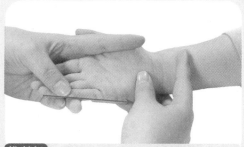

推肾经 小指掌面，从小指指尖推到阴池

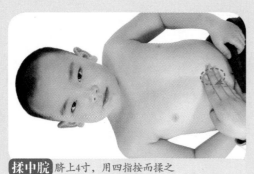

揉中脘 脐上4寸，用四指按而揉之

拿肚角 脐两旁，肋弓直下，用两手向深处拿之

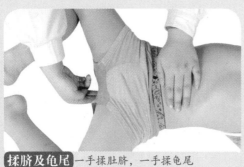

揉脐及龟尾 一手揉肚脐，一手揉龟尾

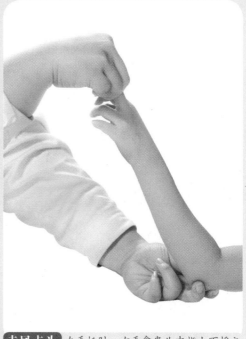

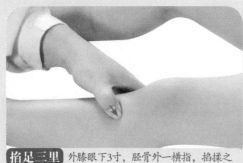

掐足三里 外膝眼下3寸，胫骨外一横指，掐揉之

赤凤点头 左手托肘，右手拿患儿中指上下摇之

　　赤痢者治宜清热化湿、理气通滞，方中清心经、侧推大肠、推脾土清理肠胃湿热，运八卦、揉中脘理气助运，揉脐及龟尾调理肠腑之气机。

2.白痢:分手阴阳100 ~ 300次,推三关300 ~ 500次,退六腑50 ~ 100次,补脾土100 ~ 300次,运八卦100 ~ 300次,侧推大肠(先补后清)100 ~ 300次,天门入虎口100 ~ 300次,拿肚角5 ~ 10次,揉脐及龟尾50 ~ 200次,运土入水100 ~ 300次,推上七节骨50 ~ 200次,按肩井5 ~ 10次。

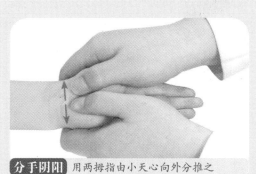

分手阴阳 用两拇指由小天心向外分推之

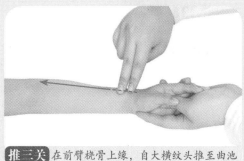

推三关 在前臂桡骨上缘,自大横纹头推至曲池

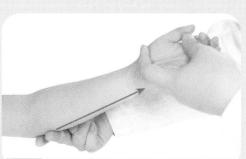
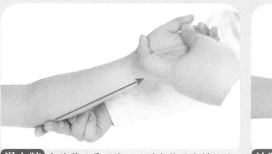

退六腑 在前臂尺骨下缘,从肘尖推至大横纹头

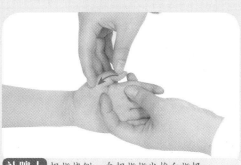
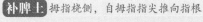

补脾土 拇指桡侧,自拇指指尖推向指根

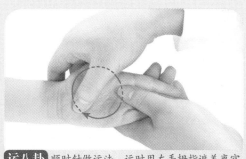
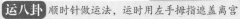

运八卦 顺时针做运法,运时用左手拇指遮盖离宫

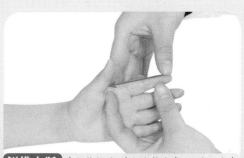

侧推大肠 食指桡侧边,自指尖推向虎口,反之为清

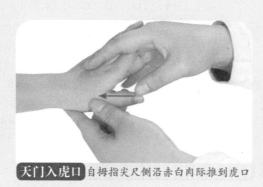

天门入虎口 自拇指尖尺侧沿赤白肉际推到虎口

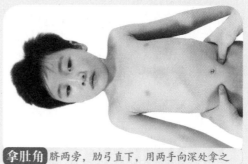

拿肚角 脐两旁，肋弓直下，用两手向深处拿之

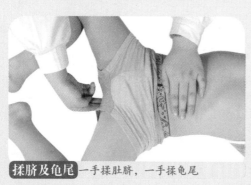

揉脐及龟尾 一手揉肚脐，一手揉龟尾

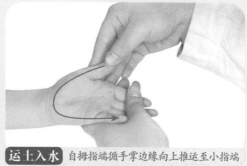

运土入水 自拇指端循手掌边缘向上推运至小指端

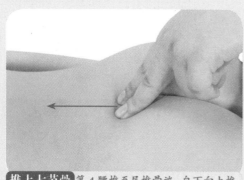
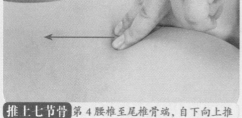

推上七节骨 第4腰椎至尾椎骨端，自下向上推

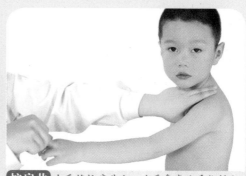

按肩井 左手掐按肩井穴，右手拿患儿手指摇之

　　白痢者宜温中散寒、健脾化湿，方中补脾土健脾除湿，侧推大肠、推上七节骨、揉脐及龟尾调理肠腑，天门入虎口、运土入水能止泄痢。

3.噤口痢:分手阴阳 100 ~ 300 次,推三关 50 ~ 200 次,退六腑 200 ~ 400 次,运八卦 100 ~ 300 次,推脾土 100 ~ 300 次,侧推大肠 100 ~ 300 次,揉脐及龟尾 50 ~ 200 次,按弦走搓摩 30 ~ 50 次,揉中脘 50 ~ 200 次,拿肚角 5 ~ 10 次,拿委中 5 ~ 15 次,摇肘肘 30 ~ 50 次。

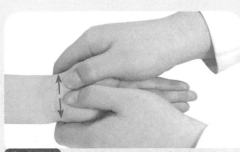

分手阴阳 用两拇指由小天心向外分推之

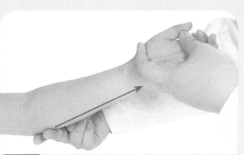

退六腑 在前臂尺骨下缘,从肘尖推至大横纹头

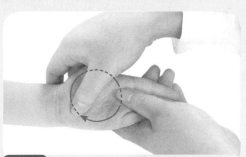

运八卦 顺时针做运法,运时用左手拇指遮盖离宫

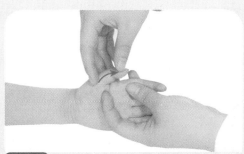

推脾土 拇指桡侧,自拇指指根推向指尖

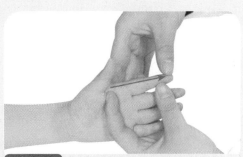

侧推大肠 食指桡侧边,自虎口推向指尖

推三关图说明（右上图）：**推三关** 在前臂桡骨上缘,自大横纹头推至曲池

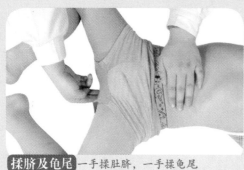

揉脐及龟尾 一手揉肚脐，一手揉龟尾

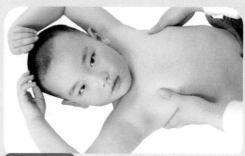

按弦走搓摩 以两手从两胁搓摩至肚角

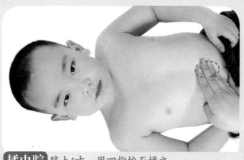

揉中脘 脐上4寸，用四指按而揉之

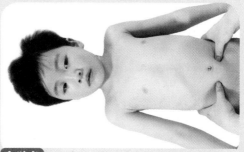

拿肚角 脐两旁，肋弓直下，用两手向深处拿之

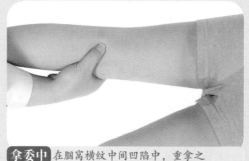

拿委中 在腘窝横纹中间凹陷中，重拿之

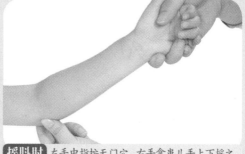

摇肘肘 左手中指按天门穴，右手拿患儿手上下摇之

　　噤口痢者乃热毒冲胃，胃气上逆，致饮食不下，或食入即吐，治宜清热解毒、和胃降逆，方中推脾土、侧推大肠俱用清法以清热解毒，按弦走搓摩、摇肘肘能顺中气、开积聚。

按语

　　《黄帝内经》称本病为"肠澼""赤沃"，并指出感受外邪和饮食不节是两个致病的重要因素。《黄帝内经》载："食饮不节，起居不时者，阴受之……入五藏则䐜满闭塞，下为飧泄，久为肠澼。"《黄帝内经》又载："少阴之胜……呕逆躁烦，腹满痛，溏泄，传为赤沃。"本病病机主要为饮食不洁，湿热、疫毒随不洁之食物从口进入肠胃，与肠内气血相搏，湿郁热蒸，气机壅阻，蒸腐气血而致病。刘河间提出的"调气则后重自除，行血则便脓自愈"的调气和血之法，适用于各型痢疾。

腹痛

腹痛是指由于各种原因引起的以腹部疼痛为主症的疾病,病因复杂,须区分急性、慢性,若为急腹症宜送医院紧急救治。

病因

腹痛的原因很多,如伤食、寒热、积聚、寒疝及蛔虫蠕动等,都能诱发本病。本节腹痛指的是因寒、热、伤食作痛。

症状

1. 寒痛:腹痛,绵绵作痛,面色青白,喜热恶寒,大便青色,小便清长,痛时遇热则稍减。

2. 热痛:腹痛时痛时止,面赤气热,便秘溲赤,唇红烦渴,痛时拒按。

3. 伤食痛:食入即痛,喜饮凉水,恶食腹满,吐酸,便秘。

治疗方法

1. 寒痛:分手阴阳(阳重阴轻)100～300次,推三关300～500次,退六腑50～100次,补脾土100～300次,天门入虎口100～300次,掐一窝风5～10次(掐后继揉100～200次),摩神阙100～200次,拿肚角5～10次,掐足三里30～50次。

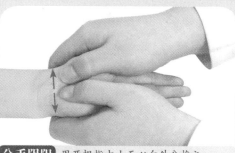

分手阴阳 用两拇指由小天心向外分推之

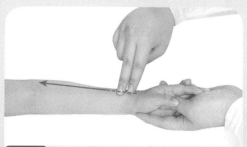

推三关 在前臂桡骨上缘,自大横纹头推至曲池

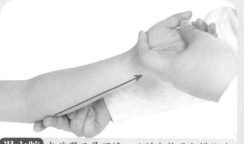

退六腑 在前臂尺骨下缘,从肘尖推至大横纹头

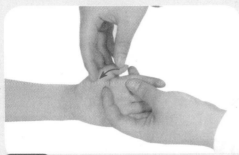

补脾土 拇指桡侧，自拇指指尖推向指根

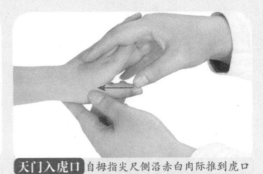

天门入虎口 自拇指指尖尺侧沿赤白肉际推到虎口

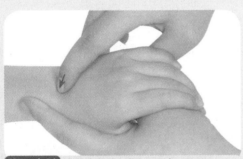

掐一窝风 在手背腕横纹中央凹陷中，掐揉之

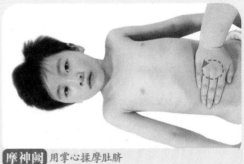
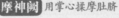

摩神阙 用掌心揉摩肚脐

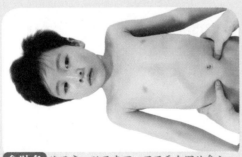

拿肚角 脐两旁，肋弓直下，用两手向深处拿之

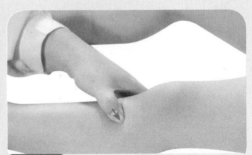

掐足三里 外膝眼下3寸，胫骨外一横指，掐揉之

2. 热痛：分手阴阳（阴重阳轻）100～300次，推三关50～100次，退六腑300～500次，推脾土100～300次，运八卦100～300次，掐一窝风5～10次（掐后继揉100～200次），清天河水100～300次，水底捞明月100～300次，拿肚角5～10次，分腹阴阳100～200次，摩神阙100～200次，按肩井5～10次。

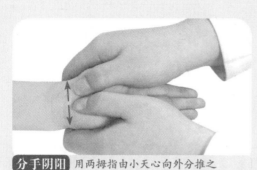

分手阴阳 用两拇指由小天心向外分推之

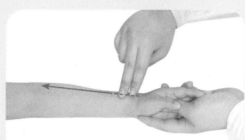

推三关 在前臂桡骨上缘，自大横纹头推至曲池

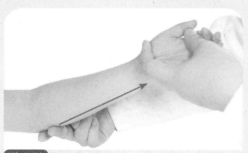

退六腑 在前臂尺骨下缘，从肘尖推至大横纹头

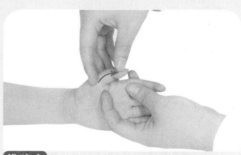

推脾土 拇指桡侧，自拇指指根推向指尖

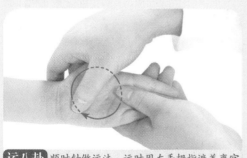

运八卦 顺时针做运法，运时用左手拇指遮盖离宫

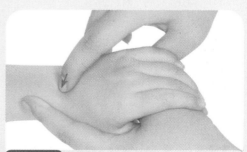

掐一窝风 在手背腕横纹中央凹陷中，掐揉之

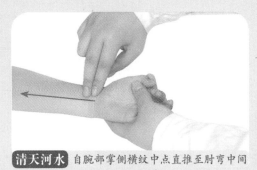

清天河水 自腕部掌侧横纹中点直推至肘弯中间

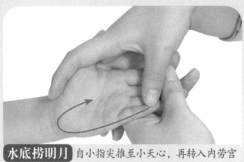

水底捞明月 自小指尖推至小天心，再转入内劳宫

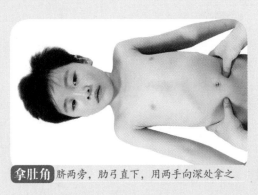

拿肚角 脐两旁，肋弓直下，用两手向深处拿之

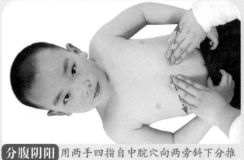

分腹阴阳 用两手四指自中脘穴向两旁斜下分推

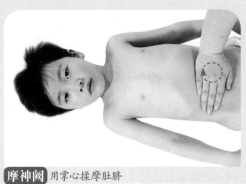

摩神阙 用掌心揉摩肚脐

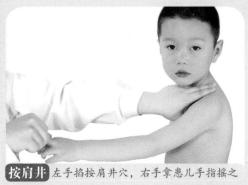

按肩井 左手掐按肩井穴，右手拿患儿手指摇之

3. 伤食痛：分手阴阳 100 ~ 300 次，推脾土（根据情况，新病用清，久病用补）100 ~ 300 次，天门入虎口 100 ~ 300 次，运八卦 100 ~ 300 次，掐一窝风 5 ~ 10 次（掐后继揉 100 ~ 200 次），按弦走搓摩 30 ~ 50 次，揉中脘 100 ~ 200 次，摩神阙 100 ~ 200 次，拿肚角 5 ~ 10 次，推下七节骨 100 ~ 200 次，苍龙摆尾 30 ~ 50 次。

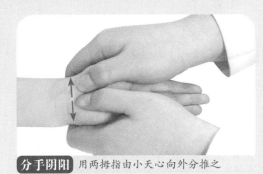

分手阴阳 用两拇指由小天心向外分推之

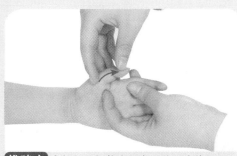

推脾土 自拇指指根推向指尖，反之为补

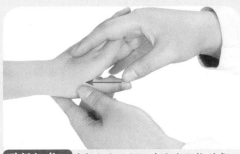

天门入虎口 自拇指尖尺侧沿赤白肉际推到虎口

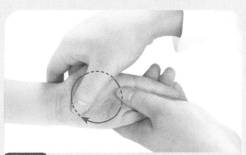

运八卦 顺时针做运法，运时用左手拇指遮盖离宫

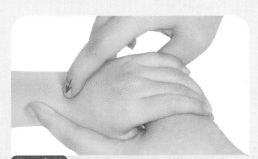

掐一窝风 在手背腕横纹中央凹陷中，掐揉之

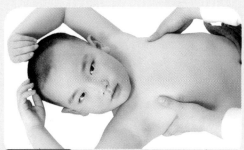

按弦走搓摩 以两手从两胁搓摩至肚角

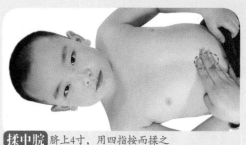

揉中脘 脐上4寸，用四指按而揉之

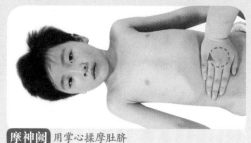

摩神阙 用掌心揉摩肚脐

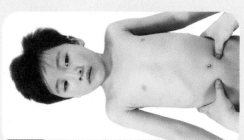

拿肚角 脐两旁，肋弓直下，用两手向深处拿之

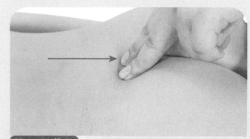

推下七节骨 第4腰椎至尾椎骨端，自上向下推

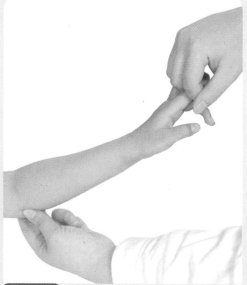

苍龙摆尾 左手托肘，右手拿患儿手指，左右摇动

按语

　　腹痛是儿科常见病症，见于多种疾病，本节主要讨论的是以寒、热、实（乳食积滞）为病因引起的腹痛。《黄帝内经》曰："寒气客于肠胃之间，膜原之下，血不得散，小络急引故痛……热气留于小肠，肠中痛，瘅热焦渴，则坚干不得出，故痛而闭不通矣。"

　　可见，腹痛乃由内邪或外邪客于肠胃，致使气血不通，不通则痛。故上方中都用摩神阙。周于蕃说"摩以去之"，故摩法可以散壅滞之气以达到通则不痛。一窝风、肚角都是止腹痛要穴，临床上无论哪种证型都可以运用。其他手法的选用应根据寒热虚实，寒者热之、热者寒之、实则泻之、虚则补之的原则选用。

　　寒证腹痛多是中阳不振，腹部中寒，寒气凝聚所致，对此多用炒盐热敷神阙穴，是因为盐可以祛中焦寒邪，还可以入肾经温一身之阳气。

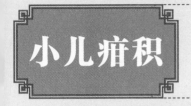

小儿疳积

疳积，又称"疳疾""疳证"，多为脾胃受损后全身营养不良所致，症见面黄肌瘦、腹大、毛发稀疏枯焦、精神萎靡等。

病因

多由乳食不节，恣食肥甘，或病后失调，或因他疾，枉施攻伐，以致脾胃受伤而成。

症状

肌肉消瘦，面色黄青，皮毛憔悴，肚大坚硬，青筋暴露，懒进饮食，大便臭秽，小便混浊。

治疗方法

分手阴阳 100 ~ 300 次，推三关 300 ~ 500 次，退六腑 50 ~ 100 次，补脾土 200 ~ 500 次。

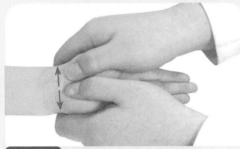

分手阴阳 用两拇指由小天心向外分推之

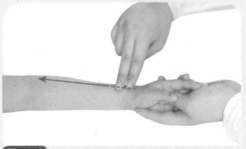

推三关 在前臂桡骨上缘，自大横纹头推至曲池

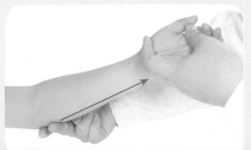

退六腑 在前臂尺骨下缘，从肘尖推至大横纹头

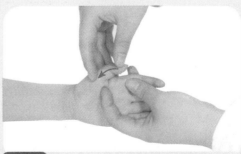

补脾土 拇指桡侧，自拇指指尖推向指根

运八卦 100 ~ 300 次,天门入虎口 100 ~ 300 次。

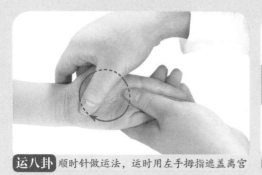
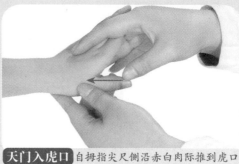

运八卦 顺时针做运法,运时用左手拇指遮盖离宫   **天门入虎口** 自拇指尖尺侧沿赤白肉际推到虎口

掐二人上马 5 ~ 10 次(掐后继揉 100 ~ 200 次),掐四横纹每穴 5 ~ 10 次(掐后继揉 100 ~ 200 次)。

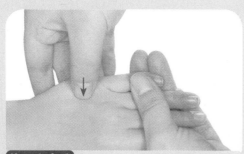
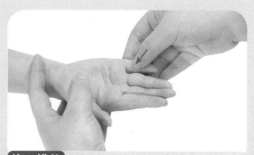

掐二人上马 手背无名指与小指中间后方,掐揉之   **掐四横纹** 用拇指甲依次掐四指第2节横纹中间

清肾水(清后要补)100 ~ 300 次,按弦走搓摩 30 ~ 50 次。

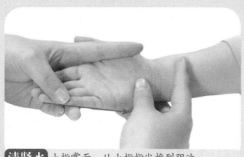
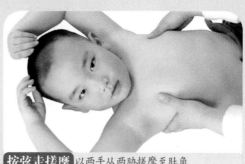

清肾水 小指掌面,从小指指尖推到阴池   **按弦走搓摩** 以两手从两胁搓摩至肚角

揉中脘50～200次，摩神阙50～200次，掐足三里30～50次，摇肘肘30～50次。

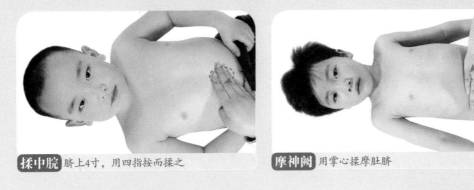

揉中脘 脐上4寸，用四指按而揉之　　**摩神阙** 用掌心揉摩肚脐

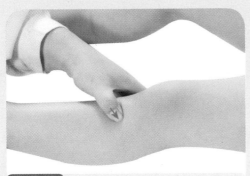
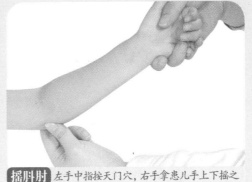

掐足三里 外膝眼下3寸，胫骨外一横指，掐揉之　　**摇肘肘** 左手中指按天门穴，右手拿患儿手上下摇之

按语

疳积，古为儿科四大病症之一，严重影响小儿的生长发育。近年来随着生活水平的提高，该病的发病率已明显降低，特别是重症患儿显著减少。本病的发展多是由积成疳，古有"积为疳之母，有积不治，乃成疳证"之说。疳之含义，自古有两种解释：一是"疳者甘也"，是指过食肥甘而致疳证；二是"疳者干也"，是指气液干涸，形体羸瘦。前者言其病因，后者述其病机、主症。

本病病位在脾胃，正如《小儿药证直诀》所说："疳皆脾胃病，亡津液之所作也。"故治疗以健运脾胃为主，治法宜消补兼施，初期以积为主，则治以消导；后期以疳为主，则治以补益。对本病的治疗除上述手法外，临床上还常配合捏脊手法，效果明显，对于重症患儿可用三棱针点刺四横纹，挤出少许黄色黏液或血液，效果也不错。

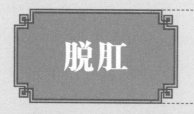

脱肛

脱肛,即现代医学的直肠脱垂,直肠壁部分或全层向下移位,脱出肛门。

病因

本病多由于小儿体质虚弱,中气不足,或泄痢日久所致。亦有大肠积热,大便干结,而发本病。

症状

直肠壁部分或全层脱出肛门外。红肿刺痛作痒者,属实热;精神萎靡、体弱无力,不甚肿痛者,属气虚。

治疗方法

分手阴阳100～300次,推三关300～500次,退六腑50～100次,补脾土100～300次,侧推大肠100～300次,运八卦100～300次,掐揉百会5～10次(掐后继揉100～200次),摩神阙100～200次,拿肚角5～10次,揉龟尾100～300次,推上七节骨100～300次,按肩井5～10次。

特别提示:根据得病之新久,病情之虚实,运用补泻手法。

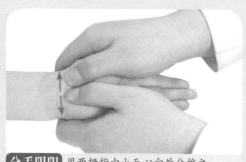

分手阴阳 用两拇指由小天心向外分推之

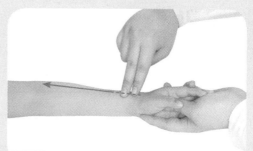

推三关 在前臂桡骨上缘,自大横纹头推至曲池

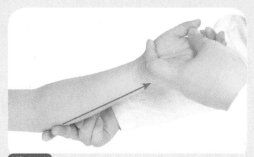

退六腑 在前臂尺骨下缘，从肘尖推至大横纹头

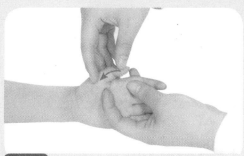

补脾土 拇指桡侧，自拇指指尖推向指根

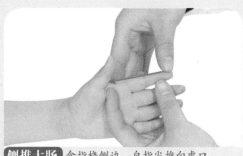

侧推大肠 食指桡侧边，自指尖推向虎口

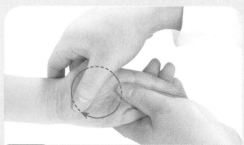

运八卦 顺时针做运法，运时用左手拇指遮盖离宫

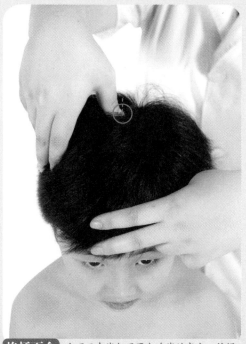

掐揉百会 头顶正中线与两耳尖连线的交点，掐揉

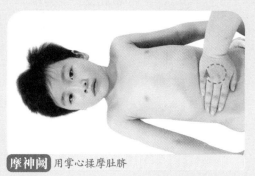

摩神阙 用掌心揉摩肚脐

拿肚角 脐两旁，肋弓直下，用两手向深处拿之

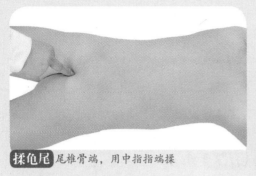

揉龟尾 尾椎骨端，用中指指端揉

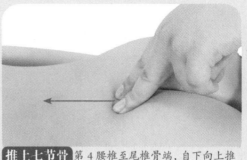

推上七节骨 第4腰椎至尾椎骨端，自下向上推

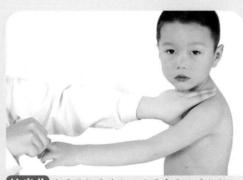

按肩井 左手掐按肩井穴，右手拿患儿手指摇之

按语

　　脱肛是肛管、直肠向外翻出而脱垂于肛门外，如脱出久不复位则可致脱出组织的坏死，因此对严重脱肛患儿应引起重视。本病临床多分为实证和虚证两种证型。实证多因大肠湿热，湿热下注，或长期便秘，液干肠燥，用力排便，使肛门外翻。治疗宜清热利湿，常用清补脾、清大肠、清小肠、退六腑、按揉膊阳池、推下七节骨、揉龟尾，还可用棉花或纱布蘸食用油少许，轻揉肛门托回，并嘱其下肢并拢，休息后再下床活动。虚证脱肛多因中气不足，久病体虚所致，治宜补中升陷，常用补脾土、侧推大肠、掐揉百会、揉龟尾、推上七节骨、按揉百会等。

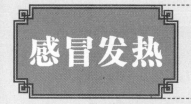

感冒常常会引起发热症状,当人体虚弱时,抗病能力减弱,卫外功能不足,邪气乘虚由皮毛、口鼻而入,引起一系列肺卫症状,发热是其症状之一。

病因

小儿发热,有因外感而发热的,有因伤食而发热的,有因惊吓而发热的,病因不同,治法各异。本节是对一般外感发热而言。

症状

头痛身热,恶寒无汗,鼻塞,喷嚏,舌润,苔薄白。

治疗方法

开天门 50 ~ 200 次,推坎宫 50 ~ 200 次,运太阳 50 ~ 200 次,运耳后高骨 50 ~ 200 次,掐风池 30 ~ 50 次(以上各穴为主穴)。掐二扇门 5 ~ 10 次,按肩井 5 ~ 10 次(以上两穴为备用穴)。

特别提示:蘸薄荷水推之效更佳。

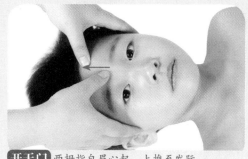

开天门 两拇指自眉心起,上推至发际

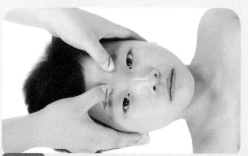

推坎宫 两拇指自天心向外分推至坎宫

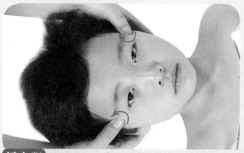

运太阳 两眉后凹陷中,两拇指运之

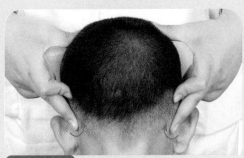

运耳后高骨 耳后高骨下方凹陷处，用中指运之

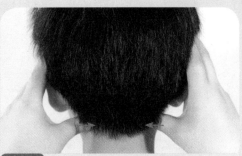

掐风池 当顶肌之外凹陷中，两拇指同时掐之

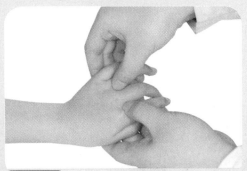

掐二扇门 手背中指掌指关节两旁陷凹中，掐揉之

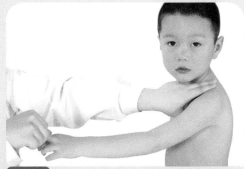

按肩井 左手掐按肩井穴，右手拿患儿手指摇之

按语

《黄帝内经》言："风者，百病之始也……风从外入，令人振寒，汗出头痛，身重恶寒。"孙老本节即论述外感发热。"伤于风者，上先受之"，肺处上焦，主司呼吸，喉为其系，气道是气升降出入的通道，肺开窍于鼻，外合皮毛，职司卫外，为人身之藩篱。外邪从口鼻、皮毛入侵，肺卫首当其冲，感邪之后随即出现卫表不和及上焦肺系症状。

头为诸阳之会，风寒之邪遏于外，阳气不得发越故头痛。风寒外束，客于腠理，卫阳被郁，邪正交争故发热恶寒。肌表被束，故无汗。外邪侵袭于肺，肺气失宣而鼻塞、喷嚏。舌润苔薄白亦为风寒之象。

风寒束表当以辛温之法解之。开天门、推坎宫、运太阳、运耳后高骨，以上四法是谓四大手法，有祛风散寒之功效；重掐风池能发汗解表，止头痛；配以掐二扇门能助发汗解表之功；按肩井能通调一身之气血，诸法推毕，以此法收之，是谓关门。蘸薄荷水推之能助祛风解表之力。

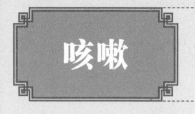

咳嗽

咳嗽是呼吸系统疾病常见的症状之一，是因气管、支气管黏膜或胸膜受炎症、异物、物理或化学性刺激引起的，通常伴随声音。咳嗽的病因很多，必须及时查明，才能对症根治。

病因

咳嗽的原因，不出外感、内伤。外感咳嗽，多因乍暖脱衣，暴热遇风，汗出未干遽尔戏水所致；内伤咳嗽，多因小儿平素体弱，久咳不愈，损及肺阴所致。

症状

1. 外感咳嗽：咳嗽不畅，鼻流清涕，面赤唇红，气粗，发热，鼻塞，声重。

2. 内伤咳嗽：久患咳嗽，入夜则甚，身发微热，口干恶饮，肌肉消瘦。

治疗方法

1. 外感咳嗽：开天门、运太阳、运耳后高骨、运八卦、推揉膻中、揉肺俞、推肺经为主穴。分手阴阳、掐二扇门、天门入虎口、按肩井为备用穴。实际操作应根据患儿病情选穴。

常用法：运八卦 100 ~ 300 次，清肺经 100 ~ 300 次，分手阴阳 100 ~ 300 次。

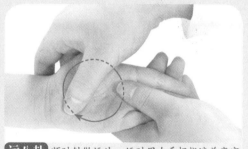

运八卦 顺时针做运法，运时用左手拇指遮盖离宫

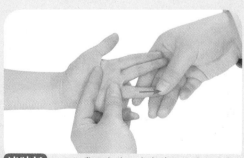

清肺经 无名指掌面末节，自末节指纹向指尖推

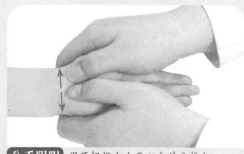

分手阴阳 用两拇指由小天心向外分推之

天门入虎口 100 ~ 300 次,掐二扇门 5 ~ 10 次。

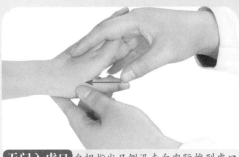

天门入虎口 自拇指尖尺侧沿赤白肉际推到虎口　　**掐二扇门** 手背中指掌指关节两旁陷凹中,掐揉之

开天门 50 ~ 200 次,运太阳 50 ~ 200 次。

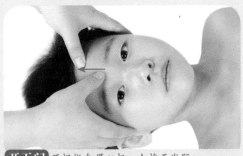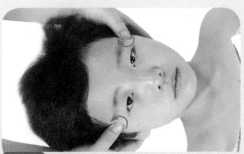

开天门 两拇指自眉心起,上推至发际　　**运太阳** 两眉后凹陷中,两拇指运之

运耳后高骨 50 ~ 200 次,推揉膻中 100 ~ 200 次。

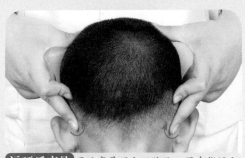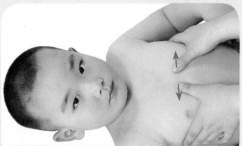

运耳后高骨 耳后高骨下方凹陷处,用中指运之　　**推揉膻中** 先左右分推,再由胸骨柄下推,再按揉

揉肺俞 100 ～ 200 次,按肩井 5 ～ 10 次。

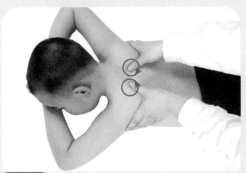
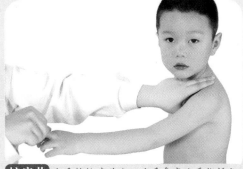

揉肺俞 第3胸椎棘突下旁开1.5寸,拇指揉　　**按肩井** 左手掐按肩井穴,右手拿患儿手指摇之

　　2. 内伤咳嗽:分手阴阳、运八卦、推脾土、推肺经、补肾水、按弦走搓摩、推揉膻中、揉肺俞为主穴。推三关、退六腑、掐二人上马、天门入虎口为备用穴。临床宜根据患儿病情具体选穴。

　　常用法:分手阴阳(阳轻阴重)100 ～ 300 次,运八卦 100 ～ 300 次,补脾土 100 ～ 300 次,推三关 100 ～ 300 次。

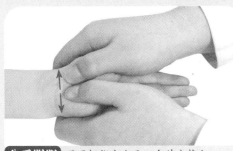
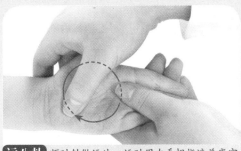

分手阴阳 用两拇指由小天心向外分推之　　**运八卦** 顺时针做运法,运时用左手拇指遮盖离宫

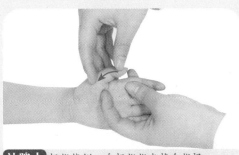
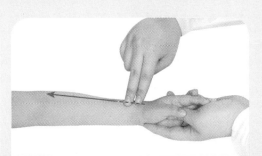

补脾土 拇指桡侧,自拇指指尖推向指根　　**推三关** 在前臂桡骨上缘,自大横纹头推至曲池

退六腑 100 ~ 300 次,天门入虎口 100 ~ 300 次。

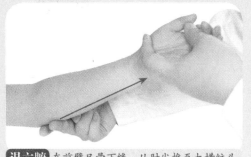

退六腑 在前臂尺骨下缘,从肘尖推至大横纹头　　**天门入虎口** 自拇指尖尺侧沿赤白肉际推到虎口

推肺经(多清少补)100 ~ 300 次,补肾水 100 ~ 300 次。

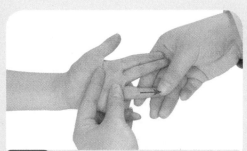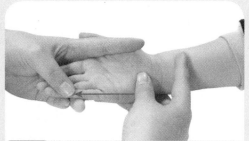

推肺经 自无名指掌面末节指纹向指尖推,反之为补　　**补肾水** 小指掌面,由阴池推到小指指尖

掐二人上马 5 ~ 10 次(掐后继揉 100 ~ 200 次),按弦走搓摩 30 ~ 50 次。

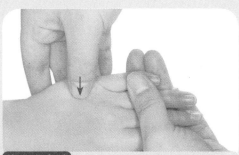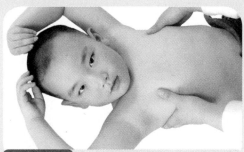

掐二人上马 手背无名指与小指中间后方,掐揉之　　**按弦走搓摩** 以两手从两胁搓摩至肚角

推揉膻中100～300次,揉肺俞100～300次。

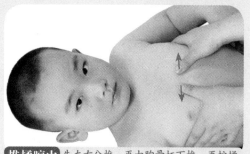

推揉膻中 先左右分推,再由胸骨柄下推,再按揉

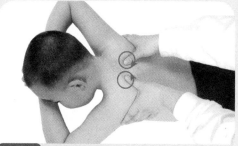

揉肺俞 第3胸椎棘突下旁开1.5寸,拇指揉

按语

　　咳嗽最早见于《黄帝内经》,指出咳嗽系由"皮毛先受邪气,邪气以从其合也""五脏六腑皆令人咳,非独肺也"。说明外邪犯肺可以致咳,其他脏腑受邪而功能失调影响于肺者亦可致咳。孙老本节即从外感风寒、内邪干肺两方面论述的。小儿形气未充,卫外功能较差,多因乍暖脱衣,暴热遇风,汗出未干遽尔戏水所致外感咳嗽。肺合皮毛,开窍于鼻,外邪犯肺,肺气失宣,故咳嗽、鼻塞;卫阳被遏,不得发越,故面赤唇红、气粗、发热。外感咳嗽当治以疏散表邪,宣达肺气。开天门、运太阳、运耳后高骨均能疏风解表;运八卦、推揉膻中能宽胸理气,止咳化痰;揉肺俞、推肺经能宣畅肺气,止咳化痰;分手阴阳、天门入虎口能调和气机,平衡阴阳;掐二扇门、按肩井能发汗解表。

　　外感咳嗽久治不愈或失治误治则转变成内伤咳嗽。外邪入里化热,暗耗津液,肺失于濡润而燥热,故身发微热、口干恶饮;虚热内生则入夜甚;脾不健运,无以充养则肌肉消瘦。内伤咳嗽当以养阴清肺、润燥止咳之法治之。分手阴阳、补肾水、退六腑、掐二人上马能清虚热、养阴津;运八卦、按弦走搓摩、推揉膻中、揉肺俞能宽胸利膈,畅通肺气;补脾土、推肺经能健脾养肺;推三关、补肾水、天门入虎口能补肾固本,止咳平喘。

小儿麻痹症

脊髓灰质炎是一种由病毒引起的急性传染病,患者多为 1～5 岁的儿童,主要症状是发热、全身不适,严重时肢体疼痛、发生瘫痪,俗称"小儿麻痹症"。

病因

小儿麻痹症又称脊髓灰质炎,属于祖国医学"痿证"的范畴,是儿科较为常见的一种传染病。本病四季都有发生,但多流行于夏秋季节,且多见于 1～5 岁的小儿。

症状

由于风邪湿热伤及肺胃,内窜经络,以致津液耗损,经脉壅阻。后期则多为肝肾亏虚,气血运行不畅,筋肉骨节失去濡养而为病。

1. 初热期

症状:发热,头痛,汗多,呕吐。

2. 瘫痪前期

症状:嗜睡,倦怠乏力,肌肉疼痛,此时患儿不要人抚抱或触及,触之则嚎叫啼哭。

3. 瘫痪期和后遗症期

症状:患儿于 4～6 天后,体温下降,开始出现肢体痿软、瘫痪、肌肉弛缓,后期可出现肢体畸形、肌肉萎缩,严重的会导致残疾。

治疗方法

1. 初热期治疗:清热通络。开天门,推坎宫,推天柱骨,分手阴阳(多分阴)。以上所选穴位每个推拿 50～200 次。

2. 瘫痪前期因患儿肌肉疼痛,触之则痛甚,故不宜推拿治疗。

3. 瘫痪期和后遗症期治疗:

(1)上肢不能抬举:掐臂臑,掐肩髃,掐肩贞,掐肩井,推上肋骨弓。

(2)肘关节不能伸屈:掐揉手三里,掐曲池,摇肘肘法。肘不能屈曲的可加掐尺泽。

(3)手腕不能背屈和手指不能伸直:掐合谷,掐外关,掐支沟,凤凰展翅法,飞经走气法。

(4)手腕、手指不能屈曲:掐间使,掐内关,掐灵道,掐神门,摇肘肘法。

（5）足不能背屈：掐阳陵泉，掐阳辅，掐悬钟，掐足三里，按膝法。

（6）足不能外转和伸展：掐阳辅，掐悬钟，掐阳陵泉，掐足三里，拿昆仑，按膝法。足不能外转加摇踝关节（向外摇），足不能伸展加掐商丘，掐太冲。

（7）足不能内转和屈曲：掐太溪，掐三阴交，拿委中，拿后承山，按膝法。足不能内转加摇踝关节（向内摇），掐阳陵泉。

（8）髋关节不能前屈：按压伏兔，按揉阴市，按揉梁丘，抖腿。

（9）内翻足：掐阳陵泉，掐悬钟，掐阳辅，掐三阴交，掐昆仑，按揉环跳，摇踝关节（向外摇），按膝法。

（10）外翻足：掐太溪，掐交信，掐三阴交，拿委中，拿承山，摇踝关节（向内摇），按膝法。

（11）外翻仰趾足：掐交信，掐三阴交，拿委中，拿承山，掐阳陵泉，按揉环跳，按膝法。

【注】本节选用穴位较多，除本书所载者外，尚选用一部分针灸穴位，其部位、主治请参考相关针灸学著作。

按语

在孙老工作的年代，受限于当时的医疗水平，儿童脊髓灰质炎发病率较高，导致患儿功能活动障碍，严重影响了患儿的生活质量，给患儿及家庭造成了沉重的负担。孙老总结历代治疗经验，系统总结了小儿麻痹症的病因病机，即风邪湿热伤及肺胃，内窜经络，以致津液耗损，经脉壅阻。后期则多为肝肾亏虚，气血运行不畅，筋肉骨节失去濡养而为病。

孙老依据该病不同时期的证候提出了解表清热、舒筋通络、滑利关节的治疗原则。初热期，湿热邪毒侵犯肺胃，肺失清肃，则发热、头痛、汗多，胃失和降则恶心呕吐。处方中分手阴阳可安神镇惊，助运化；开天门、推坎宫、推天柱骨能清热解表，降逆止呕。处方精简却配伍严谨，共奏解表清热、化湿通络之功效。瘫痪期和后遗症期以肢体痿软、瘫痪、肌肉弛缓为主要表现，甚至会出现肢体畸形、肌肉萎缩，严重的会成为残疾。在治疗中孙老结合经络循行，以掐、按揉、抖、摇等重刺激手法重点治疗瘫痪部位附近的穴位来疏通经络，滑利关节，改善患处气血循行，使肌肉筋脉得以濡养，纠正畸形，改善活动功能。

推拿治疗脊髓灰质炎的后遗症（婴儿瘫）是很多家长的首选，让孩子们站起来、走起来是每个医生的理想。孙老为此下了很大的功夫，治疗上肢瘫的孩子首创推上肋骨弓法，专治小儿麻痹症上肢不能抬举。

尿闭

尿闭又称癃闭,是由于肾和膀胱气化失司导致的,以排尿困难、全日总尿量明显减少、小便点滴而出,甚则闭塞不通为临床特征的一种病症。

病因

小儿尿闭,属于祖国医学"癃闭"的范畴。由湿热蕴结膀胱,膀胱气化不行所致。

症状

排尿困难,小腹胀痛,小便滴沥,茎中涩痛,不思饮食,坐卧不安。

治疗方法

推箕门400次,揉运膀胱左揉300次、右揉300次。

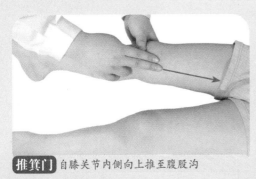

推箕门 自膝关节内侧向上推至腹股沟　**揉运膀胱** 用食指、中指、无名指三指末端揉运

按语

尿闭属于祖国医学"癃闭"范畴。《黄帝内经》说:"其病癃闭,邪伤肾也。"《黄帝内经》说:"酸走筋,多食之,令人癃。"孙老在此节中指出尿闭的病因病机是湿热互结,膀胱气化不利。湿热秽浊蕴于膀胱,膀胱失司,气化不利则小腹胀痛,排尿困难;湿热毒邪熏灼脉络、阻塞尿道则茎中涩痛,小便滴沥;脾失健运,内湿自生,则不思饮食;排尿不畅,心神烦乱,情绪紧张则坐卧不安。据此孙老创立了推箕门,揉运膀胱的治疗方法。处方虽然简洁却体现了清热利湿、通利小便的治则治法。他特别指出揉运膀胱时手法宜轻、宜缓,以小儿耐受为度,这更加体现了他严谨的医疗作风。孙老治疗尿闭的方法不仅应用于小儿,外科、妇科术后发生尿闭时,也可作为重要的辅助方法加以应用。

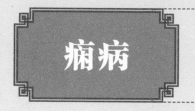

痫病

痫病又称"癫痫""癫疾",俗称"羊癫风""羊痫风",以发作性神志恍惚,或突然昏仆,口吐涎沫,两目上视,四肢抽搐,或口中有如猪羊叫声等为临床特征的神志异常疾病。

病因

由于心肾虚怯,肝风胆火倏逆,痰涎上壅阻塞心包经脉所致。

症状

猝然仆倒,不省人事,口眼牵扯,腰背反张,手足抽搐,口吐白沫,发无定时,醒后如常。

治疗方法

运八卦、清肺经、掐威灵、掐心经、拿百虫、拿委中、拿承山为主穴。分手阴阳、推三关、退六腑、补脾土、按弦走搓摩、掐内劳宫、赤凤点头为备用穴。

分手阴阳100 ～ 300次,推三关100 ～ 300次,退六腑100 ～ 300次,补脾土100 ～ 300次。

特别提示:蘸姜、葱水推之。

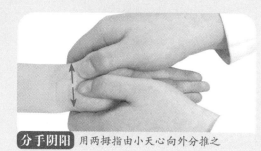

分手阴阳 用两拇指由小天心向外分推之

推三关 在前臂桡骨上缘,自大横纹头推至曲池

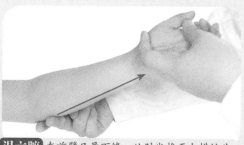

退六腑 在前臂尺骨下缘,从肘尖推至大横纹头

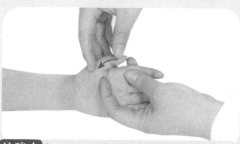

补脾土 拇指桡侧,自拇指指尖推向指根

运八卦100～300次,清肺经100～300次,掐威灵5～10次(掐后继揉100～200次),掐心经5～10次(掐后继揉100～200次),掐内劳宫5～10次(掐后继揉100～200次),按弦走搓摩30～50次,拿百虫10～30次。

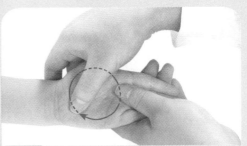

运八卦 顺时针做运法,运时用左手拇指遮盖离宫

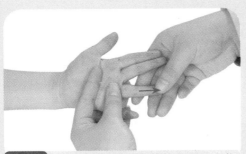

清肺经 无名指掌面末节,自末节指纹向指尖推

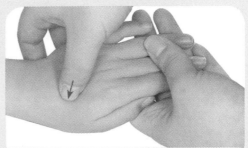

掐威灵 第2、第3掌骨交缝处,掐揉之

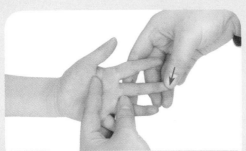

掐心经 中指掌面末节,掐后继揉

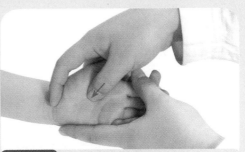

掐内劳宫 在手掌中央,用拇指甲掐之

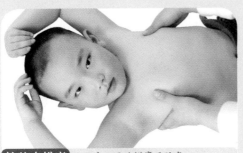

按弦走搓摩 以两手从两胁搓摩至肚角

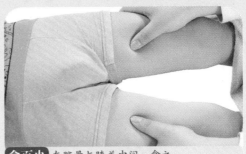

拿百虫 在髋骨与膝盖中间,拿之

拿委中 10 ~ 30 次，拿前承山 10 ~ 30 次，赤凤点头 30 ~ 50 次。

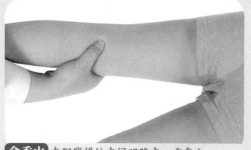

拿委中 在胭窝横纹中间凹陷中，重拿之

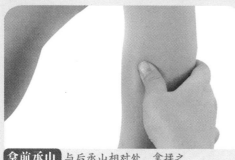

拿前承山 与后承山相对处，拿揉之

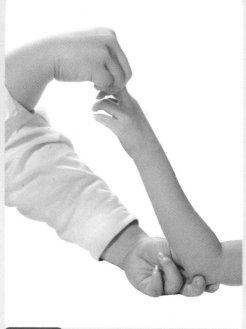

赤凤点头 左手托肘，右手拿患儿中指上下摇之

按语

痫病又名癫痫，在临床上儿童癫痫发病率约是成人的 10 倍。早在《黄帝内经》中就对本病有了认识，《黄帝内经》曰："人生而有病癫疾者，病名曰何？安所得之？岐伯曰：'病名为胎病。此得之在母腹中时，其母有所大惊，气上而不下，精气并居，故令子发为癫疾也。'"其指出本病与先天因素有关。对于本病的病机，强调痰迷心窍而发。顽痰内伏，暴受惊恐，肾水不涵肝木，导致肝阳上亢，胆火上扰，痰随火逆，上蒙清窍，迷于心窍，而发本病。

本病的治疗应遵循急则治标、缓则治本的原则，发作时可以掐人中、内关，拿威灵、精宁、百虫、承山，以开窍醒神、定痫止搐，此时应用软物（如压舌板缠纱布）垫于上下齿之间，防止咬伤舌头；缓解期应抓住病理因素"痰"邪，辨证论治。运八卦为化痰要穴，若心肝火旺夹痰者加掐心经、清肝经、退六腑、按弦走搓摩等清肝息风，脾虚痰盛者加补脾土、补肾经等以健脾化痰。若因外伤而致本病多属瘀血所致，服用中药通窍活血汤加减可收良效。

落枕

落枕又称"失枕"。落枕的常见发病过程是入睡前无任何症状,晨起后却感到项背部明显酸痛,颈部活动受限。

病因

小儿落枕是指小儿睡醒后,颈项患侧肌肉强直,以头不能回顾为主症。多因小儿睡眠头屈,感受风寒,而发生落枕。

症状

颈项患侧肌肉强直疼痛,转动困难且疼痛加剧。

治疗方法

掐风池 15 ~ 20 次,并下推至肩井 20 ~ 30 次,揉椎旁 10 ~ 15 次,摇患儿头,左右各 1 次。左手扶患儿后头,右手托患儿下颏,先左右轻摇患儿头部十余次,然后两手端平,突然向左摇 1 次,右摇 1 次,以患儿之鼻准摇至肩为度,摇时有声,其效更显。此法最好请有经验的小儿推拿师操作,家长勿擅自应用,以防伤及颈椎。

按语

本病发生痉挛的肌肉主要有斜方肌、胸锁乳突肌、肩胛提肌,临床上疼痛剧烈者,一般在局部用轻柔的摩法,以散其壅滞、通其气血,一般摩 5 分钟以上,效果明显;再者可以远道取穴,如天宗、手三里并配合颈部自主活动以通经络、活气血,最后的扳法不可强求关节的弹响声。

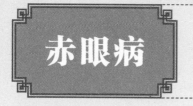
赤眼病

赤眼病俗称"红眼病",是由细菌感染引起的一种常见的急性流行性眼病。其主要特征为结膜明显充血,有脓性或黏性分泌物,有自愈倾向。

病因

赤眼病又称红眼病、天行赤眼、暴发火眼。本病多由风热毒邪、时行疠气所致,相当于现在的急性结膜炎。

症状

本病多是急性发作,症见眼睛肿痛,发红流泪,怕见光亮,白眼球上有血丝,身上发冷,可有头痛,通常叫作暴发火眼。

治疗方法

清肝经 100 ~ 300 次,清肺经 100 ~ 300 次,清天河水 100 ~ 300 次,退六腑 100 ~ 300 次。

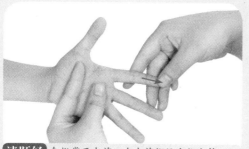

清肝经 食指掌面末节,自末节指纹向指尖推

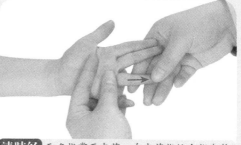

清肺经 无名指掌面末节,自末节指纹向指尖推

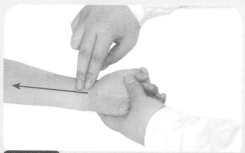

清天河水 自腕部掌侧横纹中点直推至肘弯中间

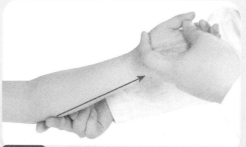

退六腑 在前臂尺骨下缘,从肘尖推至大横纹头

开天门50～200次,推坎宫50～200次,运太阳50～200次,揉涌泉100～200次。

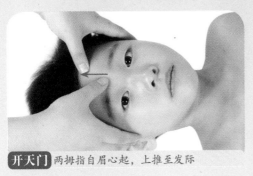

开天门 两拇指自眉心起,上推至发际

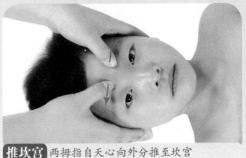

推坎宫 两拇指自天心向外分推至坎宫

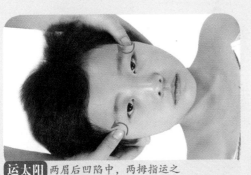

运太阳 两眉后凹陷中,两拇指运之

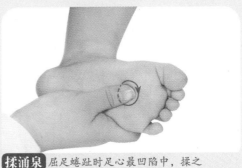

揉涌泉 屈足蜷趾时足心最凹陷中,揉之

按语

　　本病原载于孙老的《通俗推拿手册》。赤眼病又称红眼病、天行赤眼、暴发火眼。本病多由风热毒邪、时行疠气所致,相当于现在的急性结膜炎。红眼病可通过接触传染,如接触患者用过的毛巾、洗漱用具、水龙头、游泳池的水、玩具等都有可能感染本病。在20世纪五六十年代,由于物资匮乏、卫生条件较差,大部分洗漱用品都是共用的,因而为红眼病的传播提供了条件,常常是一人患红眼病后,在1～2周内造成全家或幼儿园、学校内外的广泛传播。

　　本病由风热邪毒、时行疠气兼胃肠积热侵犯肝经,上攻于目所致。因此,治疗需要驱风散邪,清热解毒,凉血清肝。在疾病的初期,孙老常用开天门、推坎宫、运太阳、清肺经、清天河水疏散外感风热、清利头目、清肝经以泻肝胆火。随着红眼病热毒炽盛,需加退六腑、揉涌泉凉血解毒,引热下行。红眼病发病急、传染性强、可重复感染,因此在红眼病流行期间,尽可能避免与病人及其使用过的物品接触,如毛巾、脸盆等。尽量不到公共场所(如游泳池、影剧院、商店等)。对个人用品(如毛巾、手帕等)或幼儿园、学校、理发馆、浴室等公用物品要注意消毒(煮沸消毒)。要注意不用脏手揉眼睛,饭前便后洗手,及时应用药物治疗,忌食辛辣、腥膻发物。

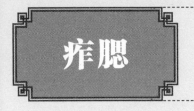

痄腮

痄腮是发于颌面部的急性传染性疾病,相当于现代医学的流行性腮腺炎。

病因

痄腮相当于现代医学的流行性腮腺炎,好发于学龄前及学龄期儿童。本病常因感染风温邪毒所致。

症状

本病初起全身发烧,不久一侧或两侧的腮腺开始肿大疼痛,严重的肿胀可连于耳垂。

治疗方法

分手阴阳(阴多阳少)100 ～ 300次,清天河水 100 ～ 300 次,退六腑 100 ～ 300 次,清大肠 100 ～ 300 次,揉涌泉 100 ～ 200 次。

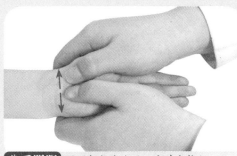

分手阴阳 用两拇指由小天心向外分推之

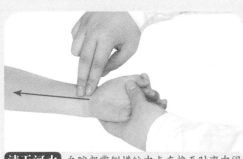

清天河水 自腕部掌侧横纹中点直推至肘弯中间

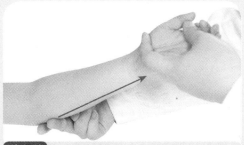

退六腑 在前臂尺骨下缘,从肘尖推至大横纹头

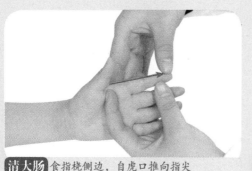

清大肠 食指桡侧边，自虎口推向指尖　　　**揉涌泉** 屈足蜷趾时足心最凹陷中，揉之

按语

痄腮，相当于现代医学的流行性腮腺炎，好发于学龄前及学龄期儿童。本病系因感染风温邪毒所致。《外科正宗》指出："有冬温后，天时不正，感发传染者多，两腮肿痛，初发寒热。"患儿感受风温邪毒后，初时在表，邪正交争，故发热、恶寒；至温邪循少阳、阳明上行腮处，就会出现腮肿、咀嚼困难，甚至肿胀连于耳垂，腮部肿痛拒按的症状。温毒炽盛，迫窜肝经，内陷心包，蒙闭清窍，则出现高热、嗜睡、项强、神识不清等危象。少阳与厥阴相表里，故邪毒亦可传入足厥阴肝经，足厥阴之脉抵少腹，绕阴器而行，温毒蕴结，青春发育期的少年可并发睾丸炎。

在本病的初期，治疗以疏风清热为主；出现腮部肿痛后，则需配合清热解毒，消肿散结。如果出现高热神昏的危重症，就需要配合其他急诊方法，及时对症处理。并发睾丸炎的，应配合中药内服外敷。

孙老在治疗痄腮时喜用分手阴阳，多分阴池，以取"热者寒之"之意。清大肠有泻肝胆实火、清下焦燥热的作用。清天河水、退六腑、揉涌泉多推久推，可泻下实热，是治疗热毒炽盛的有效手法。

中药外敷也是治疗痄腮的有效方法。尤其是轻型而无全身症状者，单用外敷法即可治愈。外用的药物主要有：①紫金锭醋调；②青黛粉醋调；③玉露散水调；④金黄散水调。患者可将以上任一种药物调匀后，涂在腮肿部位，再用纱布包扎固定，每日更换一次。

本病为传染性疾病，应适当隔离患儿，直至腮肿消退后5天左右。患儿用过的碗筷及洗漱用具，应煮沸消毒。另外，患儿应注意休息，吃流质或软食，多喝开水，注意口腔卫生。